Inhaltsverzeichnis

LENA WITTNEBEN
KATRIN WULFF
SINA MORCINEK

PAUSEN

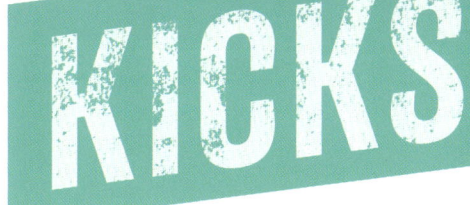
KICKS

DAS ULTIMATIVE
JOB-WORKOUT
FÜR KÖRPER,
KOPF & STIMME

CAMPUS VERLAG
FRANKFURT/NEW YORK

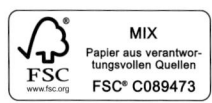

ISBN 978-3-593-50845-0 Print
ISBN 978-3-593-43813-9 E-Book (PDF)

Fotos: Lukas Faust
Location Fotoshooting: anders arbeiten Projekt GmbH & Co.KG
Illustrationen: Timo Zett
Umschlaggestaltung: Guido Klütsch, Köln
Satz: Guido Klütsch, Köln
Gesetzt aus: Diaria Pro und TT Backwards Sans
Druck und Bindung: Beltz Bad Langensalza GmbH
Printed in Germany

www.campus.de

KAPITEL 7

SUPPENKOMA ADÉ
WEGE AUS DEM MITTAGSTIEF

KAPITEL 8

KREATIVTIPPS FÜR GEWOHNHEITSTIERE
ODER: NOT MACHT ERFINDERISCH

KAPITEL 9

XXL-TAGE SOUVERÄN MEISTERN
FRISCHMACHER FÜR LANGE ARBEITSSESSIONS

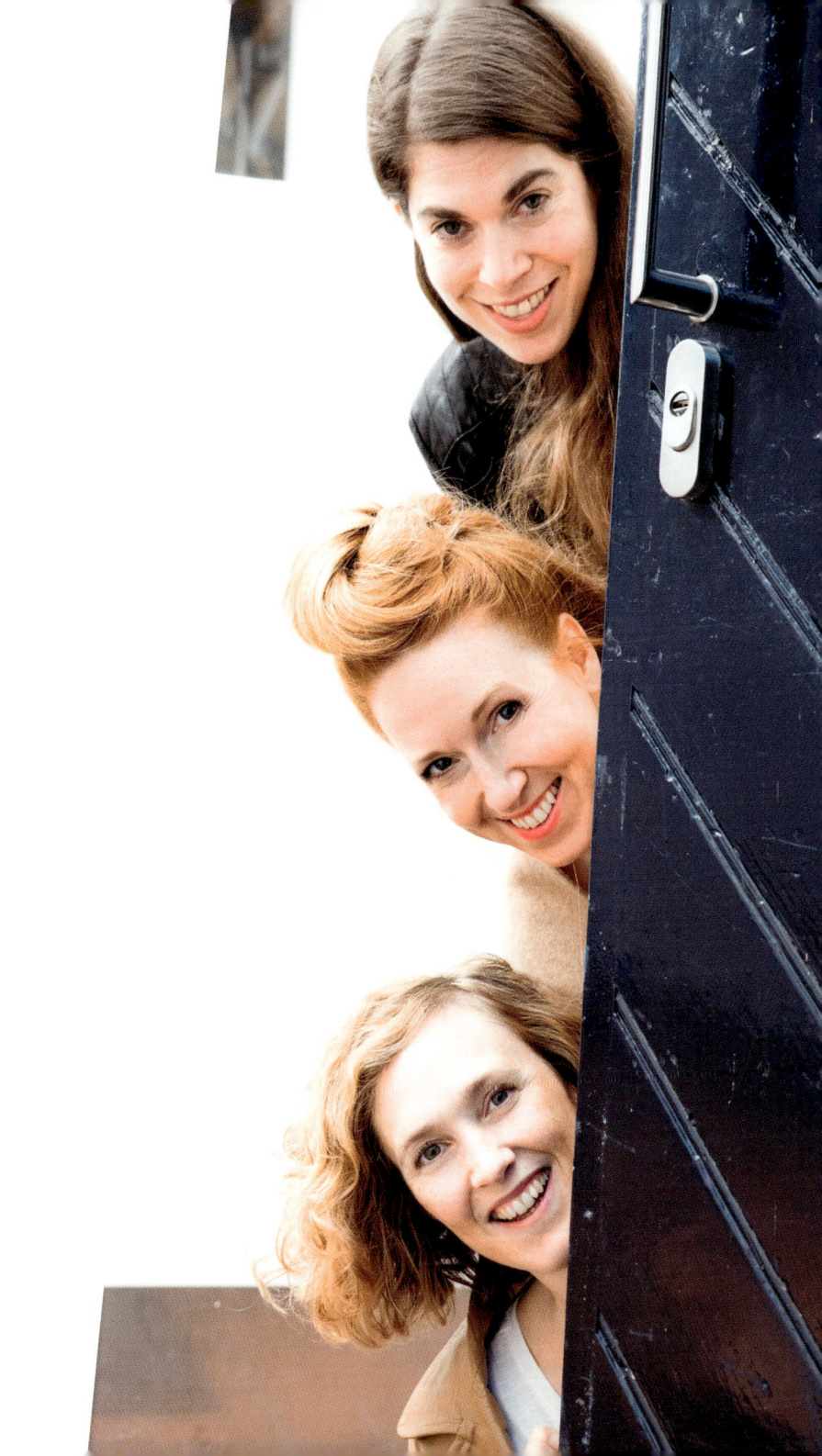

Willkommen zu Ihrem ultimativen Job-Workout für Körper, Kopf und Stimme!

STELLEN SIE SICH EINMAL FOLGENDES VOR: Sie haben eine ganz normale Arbeitswoche, und keiner der üblichen Verdächtigen bringt Sie aus der Ruhe. Also keiner der Energie raubenden, um Aufmerksamkeit buhlenden, im Nacken zwickenden, die Stimme zum Überschlagen bringenden Nervtöter, die Ihnen als ungebetene Wegbegleiter allzu gern ein Beinchen stellen. Während andere mit übervollem To-do-Koffer dem Vorbild des Office-Helden hinterherhinken und im »normalen« Jobwahnsinn den Überblick verlieren, sitzen *Sie* lässig lächelnd an Ihrem Schreibtisch, setzen miesepetrige Stressverursacher einfach vor die Tür, machen Konzentrationsdiebe erst gar nicht auf und umschiffen potenzielle Leistungstiefs ganz elegant. Rückenverspannungen? Für Sie ein Fremdwort. Stattdessen gehen Sie mit wachem Kopf, entspanntem Körper und souveräner Stimme durch den Tag – begleitet von freundlichen kleinen Helfern, die Ihnen, bei Bedarf, die richtige Übung ins Ohr flüstern, um ganzheitlich fit durch die Woche zu spazieren. Eine tolle Vorstellung, oder?

Und was wäre, wenn Sie sich all die hilfreichen Tipps, Übungen und Wissenshäppchen spontan merken könnten und immer griffbereit hätten? Ja, wenn Sie sogar richtig Spaß fänden an den kleinen Frischekicks aus – nennen wir es mal – Office-Yoga, Stimm- und Gedächtnistraining? Wenn Sie plötzlich gut gelaunt aus der Mittagspause kämen, während andere ihr Suppenkoma auskurieren? Wenn Sie leichtfüßig mit Namen und Fakten jonglierten, während Ihre Kollegen noch tief im Gedächtnis kramen? Wenn Sie zu kreativen Höchstleistungen aufliefen, während Ihr Chef nur noch Sterne sieht? Und wenn Sie auch nach vier Stunden Diskussion bei bester Stimme wären, während die Ersten längst mit Heiserkeit kämpfen? Zu viel des Guten? Nein, ganz und gar nicht.

Mit diesem Buch möchten wir Ihnen einen alltagstauglichen Ratgeber für jede Büro- und Jobsituation an die Hand geben. Damit Sie vital und entspannt durch Ihren Tag gehen und auch bei hohem Arbeitsaufkommen, Termindruck und Informations-Overload einen kühlen und kreativen Kopf bewahren. Ohne viel Aufwand und mit unmittelbarem Effekt. Und dank

»mitgelieferter« Merkmethode jederzeit verfügbar. Probieren Sie es aus! Und erleben Sie, dass selbst der Montag zum Freund werden kann.

Wir drei »Pausenkicker« – Katrin, Sina und Lena – haben im Frühjahr 2014 ein betriebliches Trainingskonzept gegründet. Es besteht aus der einmaligen Kombination aus Office-Yoga, Stimm- und Gedächtnistraining. Mit diesem Buch liefern wir Ihnen unsere in der Praxis bestens erprobten Tipps und Programme erstmalig als kompakten Ratgeber – inklusive wirkungsvoller und leicht umsetzbarer Übungen für einen mobilisierten Körper, verbesserte Konzentrations- und Merkfähigkeit und eine tragfähige, ausdrucksstarke Stimme. Und keine Bange: Bei der Lektüre der *Pausenkicks* müssen Sie keineswegs Leistung erbringen oder – salopp formuliert – »abliefern«. Wir möchten Ihnen mit diesem Buch kleine Helfer vor Augen führen, mit denen Sie Ihren Alltag angenehmer, aktiver und letztlich zufriedener gestalten können.

Alle Übungen sind für jedermann und -frau geeignet – unabhängig von Alter und Statur, egal ob Sportskanone oder ein ebensolcher Muffel, ungeachtet, ob in legerer Bekleidung am Casual-Friday oder in körpernahen Stresemann-Streifen und feinem Kostüm, ob angewandt im Großraumbüro oder in der Einzelparzelle. Angereichert haben wir die Übungsteile mit viel Wissenswertem. Sie wollten schon immer mal wissen, wie Ihr Oberstübchen funktioniert, welche Leibesübungen sich lohnen und was das Zwerchfell mit Ihrer Stimme zu tun hat? *Here we go!*

Bevor es nun gleich wirklich losgeht, lassen Sie sich noch eines versichert sein: Auch wir nutzen unsere Übungen und Tipps – unabhängig, ob in einer klassischen Bürosituation oder jedweder anderen, vielleicht sogar exotisch anmutenden Arbeitsumgebung. Der Großteil dieses Buches ist im August 2017 auf der wunderschönen Insel Sardinien entstanden. Unter tropischen Temperaturen, im Landesinneren auf einem beschaulichen einfachen Hof mit Eseln, Hunden und einer Vielzahl von Fliegen und Geckos.

Um uns en bloc unserem »Buch-werdenden Baby« widmen zu können, haben wir uns vom turbulenten Hamburger Tagesgeschäft verabschiedet und sind in Klausur gegangen, in unsere »Workation« (neudeutsch: eine Mischung aus *work* und *vacation*). »Der reisende Schriftsteller«-Habitus gefiel uns gut. Vor Ort und im Tun waren wir dann doch des Öfteren mit »Wasser predigen und Wein trinken« konfrontiert.

Keine Angst: Wir Pausenkicker haben in der sardischen Sonne natürlich nicht zum Roten oder noch Höherprozentigem gegriffen, dennoch waren wir oft mit genau denselben »Herausforderungen« konfrontiert wie sonst in der norddeutschen Tiefebene. Zwar ohne lärmintensives Großraumbüro, dafür aber mit »Gästegebrabbel« und Eselgeschrei auf unserer Open-air-Schreibterrasse. Kein Suppenkoma, aber eine Hitze, die sich bleiern auf Glieder und Hirnmasse legte. Fokusstärkung war angesagt, um das Kapitel zu beenden und nicht reflexartig dem Dolce Vita zu verfallen – und uns mitsamt unseres imaginären Chauffeurs an mondäne Küsten kutschieren zu lassen. Die Bedeutung des Wortes »XXL-Arbeitstag« sollten wir mit jedem verstreichenden »Urlaubs«-Tag mehr begreifen.

Kurzum: Wir haben unsere Empfehlungen für Körper, Kopf und Stimme wieder einmal mehr zu nutzen gewusst. Ob es uns gelungen ist, entscheiden Sie nach Lektüre *und* Praxis!

Viel Freude, Erfrischung und Erholung beim Lesen und Anwenden wünschen Ihnen

Katrin, Sina und Lena

Hamburg im März 2018

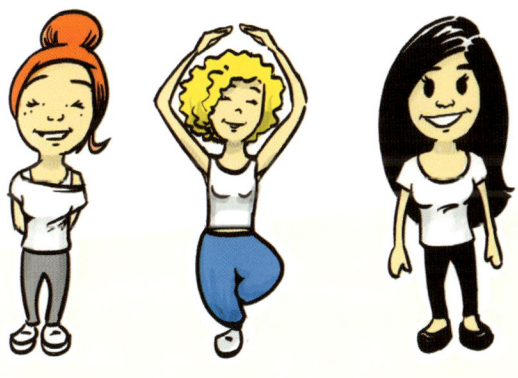

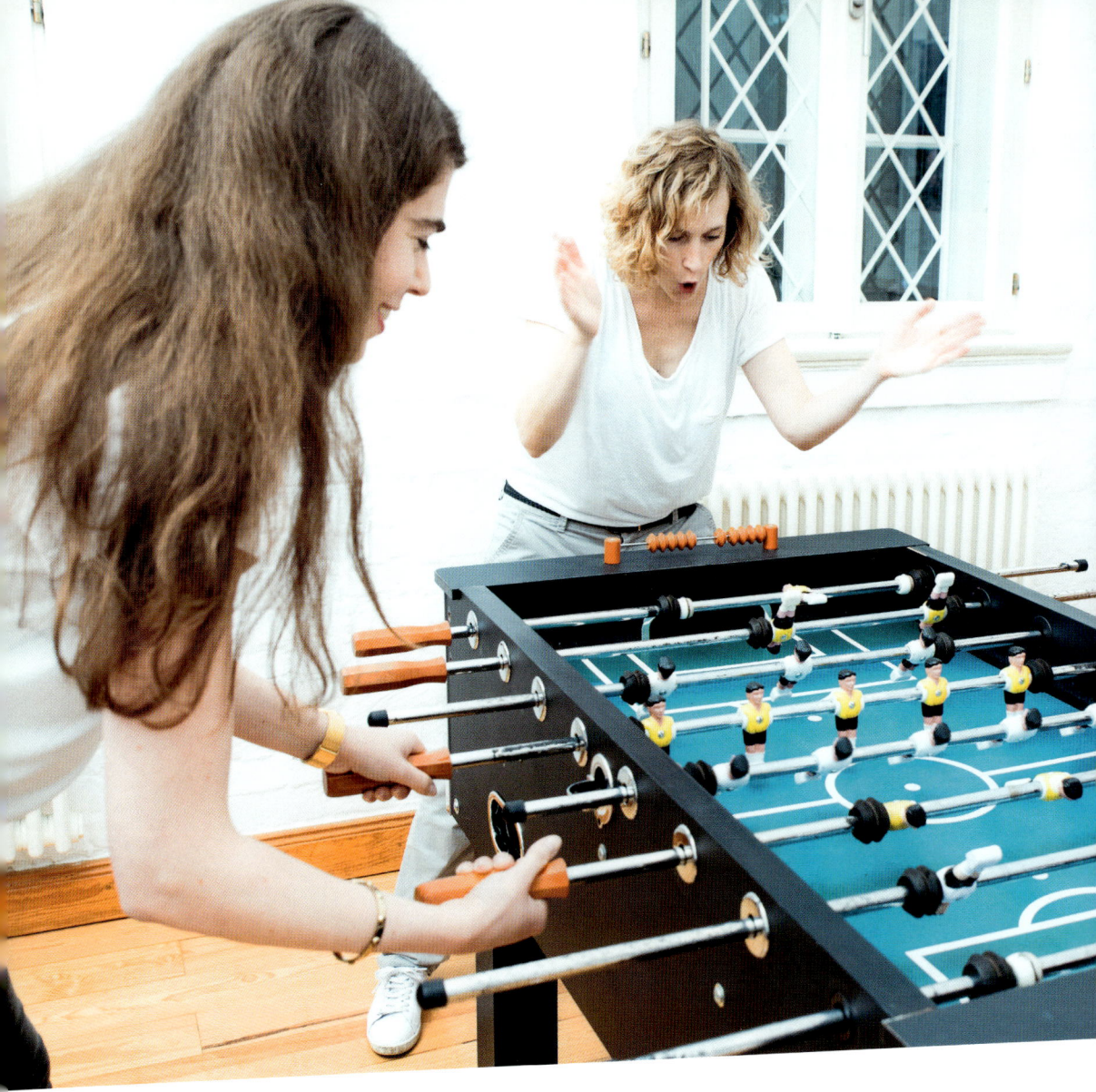

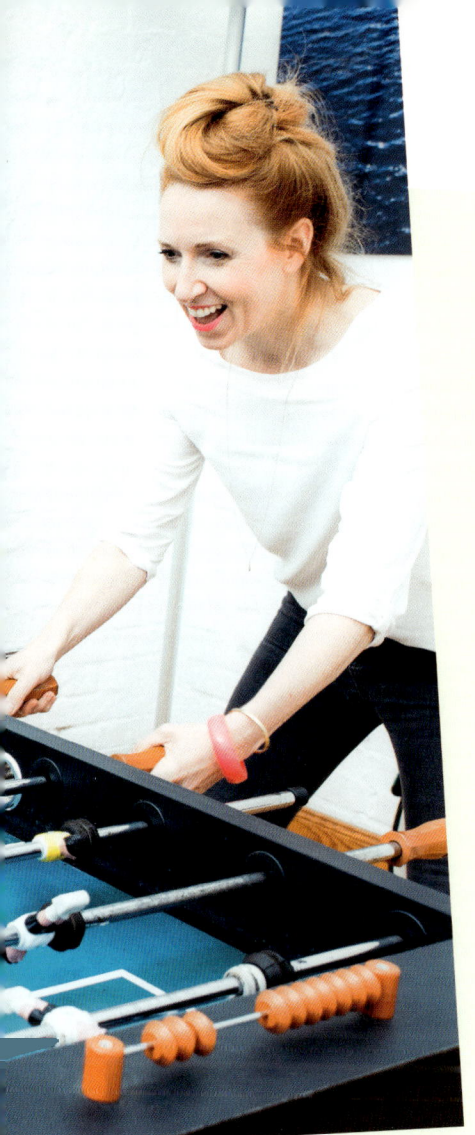

Warum denn gleich drei Disziplinen auf einmal?

DER MENSCH IST EIN GESAMTKUNSTWERK, und die Funktionen von Körper, Kopf und Stimme sind unzertrennlich miteinander verbunden. Denn es kommt doch eher selten vor, dass wir kreative Gedankenblitze haben, während wir übermüdet vor dem Rechner hocken, oder? Oder dass wir mit fester Stimme überzeugen, während unser Geist nach den richtigen Worten sucht und unser Körper steif wie ein Stock am Rednerpult steht, richtig?

Daher unsere vom römischen Dichter Juvenal (circa 58-127 n. Chr.) inspirierte und persönlich erweiterte Philosophie: In einem fitten Körper sitzt ein gesunder Geist, der gute Gedanken produziert und diese mit einer wohlklingenden Stimme artikuliert.

Hört sich gut an, oder? Nun bringt Ihr kritischer Geist aber weitere Einwände vor: »keine Zeit« oder anstrengende Kollegen, die sich möglicherweise über Ihre neuen Aktivitäten lustig machen. Und wie oft haben wir etwas angefangen und nach dem zweiten Mal wieder ad acta gelegt, weil die alten Routinen wieder überhandgenommen haben. Schließlich fühlt sich der Homo sapiens pudelwohl, wenn er Dinge im gewohnten Schema tut, auch wenn es sich dabei um wenig beflügelnde oder gar gesundheitsschädliche Angewohnheiten handelt. Mit Veränderungen tut sich der Mensch eben ein bisschen schwer. Leichter fällt es ihm, wenn er direkt am eigenen Leib den unmittelbaren Nutzen erfährt und sogar Spaß bei der ganzen Sache hat.

Somit ist es auch ein bisschen Mittel zum Zweck, wenn wir etwas salopper schreiben. Und Sie beim Lesen auch mal schmunzeln müssen. Vielleicht sogar während der Übungen. Werten Sie das als gutes Zeichen! Mitunter kommt Ihnen eine »Übung« möglicherweise auch gar nicht als eine solche vor.

Lassen Sie sich von uns versichern: Unsere Pausenkicks machen aus etwaig »Bürogeschädigten« aktiv-erholte und ganzheitlich erfrischte Menschen, die auch noch für den Feierabend genug Power haben.

Bevor Sie nun aktiv werden dürfen, noch ein paar schnelle Anmerkungen für alle Frischlinge in den Disziplinen Office-Yoga, Stimm- und Gedächtnistraining: Können Sie sich an Ihren allerersten Arbeitstag im ersten richtigen Job nach dem Ausbildungs- oder Studienende erinnern?

Als Sie womöglich zum ersten Male ein ganz neues Computerprogramm bedienen mussten, vor den vielen neuen Kollegen eine Präsentation halten oder eine großvolumige Kalkulation fertigstellen mussten. Heute ist es nicht mehr vorstellbar, dass Sie zu Beginn vielleicht Bammel« oder gar richtige Panik hatten, etwas zu vergessen oder verkehrt zu machen, länger als die »alten Hasen« für eine Aufgabe zu benötigen und all die neuen Arbeitsschritte womöglich nie aus dem Effeff zu beherrschen.

Neue Situationen rufen aber nicht zwangsläufig Unbehagen hervor, ganz im Gegenteil. Denken Sie zum Beispiel an die Vorfreude, als Sie als Kind endlich das erste Mal zum Schwimmunterricht durften oder das erste Mal ins Ausland gefahren sind. »Jedem Anfang wohnt ein Zauber inne.« Ihr Gehirn freut sich bestimmt schon mit einer »Synapsen-Party« auf neue Erfahrungen.

Um kritische Geister gleich zu beruhigen: Büro-Yoga ist selbst für Sport-abstinenzler und Bewegungsmuffel geeignet und bringt Sie weder zum Schwitzen noch benötigen Sie hierfür Gummi-Knochen. Im Gedächtnis-training erwarten Sie leichtfüßig zu erlernende Merktechniken und spaßige Tricks für mehr Kreativität, bessere Wortfindung und Formulierung. Und keine Angst: Stimmtraining bietet keine Reanimation von etwaigen trau-matischen Erfahrungen aus dem schulischen Musikunterricht mit »Vorsin-gen«! Hier erwartet Sie ein belebend-anregender Mix mit tollen Übungen für Atmung, Artikulation und gesunden Klang.

Sie haben Zweifel, sich all den schönen Input merken zu können? Oder dass unser kleiner Ratgeber einmal durchgelesen im großen Fundus ande-rer Bücherberge verschwindet? Auch da haben wir vorgesorgt, schließlich möchten wir, dass Sie nachhaltig von unseren Pausenkicks profitieren! Und souverän – ohne nachzuschlagen – alle Tricks und Kniffe in Ihrer äußerst leistungsfähigen körpereigenen Hirn-»App« abspeichern. Deshalb liefern wir Ihnen, tataaa, gleich eine mobile Merktechnik mit.

Skepsis mit Stirnrunzeln? Nachvollziehbar, nur keineswegs vonnöten! Wir geben Ihnen Kapitel für Kapitel einen roten (Gedächtnis-)Faden an die Hand. Spielerisch und intuitiv lernen Sie mit der altbewährten, schon von den Griechen genutzten, immer noch unschlagbaren und nach wie vor aktuellen Loci-Methode.

DIE LOCI-METHODE – IHRE MOBILE MERKHILFE FÜR PAUSENKICKS UND ANDERES WERTVOLLES WISSENSFUTTER

Wer oder was ist denn bitteschön Loci? Nein, es hat nichts mit der verehrten Gattin unseres leider verstorbenen Altbundeskanzlers zu tun. Stellen Sie sich die Loci-Methode dennoch ruhig als weise, alte Dame vor, die Ihnen jederzeit hilfreich zur Seite steht und Sie davor bewahrt, dass Sie in bunten Post-it-Sammlungen versinken und sich stattdessen auch bei leeren Handy-Akkus und Stromausfall an Ihre To-dos, an Geburtstage oder anderes Wissenswerte erinnern.

Lüften wir das Geheimnis – wohlmöglich werden nun (schmerzliche) Erinnerungen bei denjenigen wach, die sich auf der Schulbank mit Latein quälen mussten. *Loci* (Mehrzahl) kommt von *locus*, was Ort oder Stelle bedeutet. Nun wissen vielleicht auch alle Nicht-Altphilologen, woher die Toilette umgangssprachlich ihren Namen hat. So viel zum Ursprung des Namens. Aber schauen wir uns doch mal die »Gebrauchsanleitung« für unsere mobile Merkstütze (neudeutsch: »to go«) an.

Sie erinnern sich (es geht schon los!) vielleicht an die großen Samstagabendshows im Fernsehen, in denen Gedächtniskünstler ellenlange Zahlenschlangen ohne Hängen und Überlegen rezitieren konnten? Zweifelsohne eine große Gedächtnisleistung – und mit ein wenig Übung, Lust und Leidenschaft für jedermann zu erlernen. Denn jedwede Merkmethode macht sich zunutze, worüber wir alle verfügen und was unser Gehirn liebt: Fantasie, Kreativität und bunte Bilder.

Diese Hirnakrobaten merken sich nicht die Zahlen, sondern »abstrahieren« diese in bunte Bilder und Symbole, die sie in ganz eigene, teils absurde und im wahrsten Sinne des Wortes »merkwürdige« Bilder setzen. Unser Gehirn mag keine Zahlen. Unser Gehirn liebt merkwürdige, also »die des Merkens würdige« Bilder! Denn diese Bilder wecken Emotionen und verankern sich deswegen besser im Gedächtnis.

Ein Beispiel für die Eheleute unter Ihnen: Vermutlich erinnern Sie noch ganz genau, wie das Wetter am Tag Ihrer Hochzeit war. Bravo und Glückwunsch: Es war ein wahrscheinlich hochemotionaler Tag, sodass viele Details in Ihrem Kopf (und natürlich Herzen) haften geblieben sind.

Ein weiteres Beispiel, das uns zeigt, wie stark emotionale Erlebnisse oder Informationen im Kopf bleiben: die Terroranschläge in New York am 11. September 2001, im Sprachgebrauch zu »9/11« geworden. Mit an Sicherheit grenzender Wahrscheinlichkeit kann sich die Mehrheit der Bevölkerung detailliert daran erinnern, was sie an diesem Tag getan hat. Würde man diese Menschen jedoch fragen, was sie am 11. September des vergangenen Jahres unternommen haben, so würde man höchstwahrscheinlich Fragezeichen ernten.

Hirnphysiologischer Hintergrund: Jede neue Information erreicht durch unsere Sinneskanäle unser Gehirn und gelangt durch den »sensorischen Speicher« zunächst ins »limbische System«. In diesem Bereich des Gehirns findet - grob vereinfacht - eine Gefühlsbewertung der Informationen statt. Je stärker eine Information emotional verknüpft ist, desto höher ist die Wahrscheinlichkeit, dass diese Info durch unser Kurzzeitgedächtnis auch ins Langzeitgedächtnis wandert.

Ergänzend zu »merkwürdigen Bildern« können wir unserem Gehirn weitere Hilfestellungen liefern, um Pausenkicks und alles andere, was wir nicht vergessen wollen, langfristig abzuspeichern und zuverlässig abrufbar zu machen. Wenn wir zusätzlich zur bildgewaltigen Vorstellung neue Dinge auch »aussprechen« - das heißt bewusst unsere Stimme einsetzen -, statt sie nicht nur »denken«, und - sofern machbar - noch anfassen (haptischer Reiz), ja gar schmecken und riechen (gustatorischer und olfaktorischer Reiz) und spüren (sensorischer, taktiler Reiz), umso leichter erinnern wir uns und umso leichter geben wir unserem Kopf die Möglichkeit, durch den bewussten Sinneseinsatz unser neues Wissen im Langzeitspeicher zu parken und bei Bedarf abzuholen. Das heißt: Je mehr Sinne für eine Information zum Einsatz kommen, desto nachhaltiger ist diese verankert – egal ob es sich um Namen, Daten, Zahlen, Argumente oder Übungen aus dem Buch handelt.

Zurück zum Anfang: Sie erinnern sich an unsere Erwähnung der uralten Merkmethode, der Loci-Methode (Sie sehen, unser Gedächtnistraining hat bereits angefangen)? Diese Methode haben, wie gesagt, bereits die alten Griechen benutzt, um ihre mitunter stundenlangen Reden über Jahrzehnte an ihre Nachfolger weiterzugeben. Sie haben ihre Thesen und Argumente kreativ verknüpft (sich merkwürdige Bilder ausgedacht) und gedanklich an den einzelnen Tempelsäulen »abgelegt«. Beim Rezitieren mussten die Redner nur noch die einzelnen Säulen im Geiste abgreifen und konnten dann über Stunden lamentieren. Und vermutlich haben unsere eifrigen Vordenker beim Einstudieren der weisen Worte möglichst viele Sinne eingesetzt, um nichts zu vergessen. Das heißt, sie haben sich ihre Thesen bildgewaltig vorgestellt (visueller Sinn) und im stillen Kämmerlein auch laut ausgesprochen.

Was haben die alten Griechen, die Loci-Methode und bitteschön die Übungen in diesem Buch miteinander zu tun? Nun, wir haben zu Beginn vollmundig versprochen, dass Sie sich zukünftig anhand der »mitgelieferten Merkmethode« an viele Dinge (und auf Wunsch eben auch an die Pausenkicks) erinnern können. Zugegebenermaßen finden Sie in diesem Ratgeber keine Tempelsäulen. Jedoch ist dieses »kognitive Schweizermesser« auf vielerlei Arten und Weisen anwendbar: Sie wollen im nächsten Verkaufsgespräch sicher und souverän Ihre Argumente ins Spiel bringen und bei der großen Kundenpräsentation sattelfest überzeugen? Oder vielleicht vergessen Sie im Alltag den Einkaufszettel zu Hause und erinnern sich nicht mehr an die Zutaten für Großmutters Tortenrezept? Vielleicht ist auch Ihr heimisches Notebook mit bunten Klebezetteln zugepflastert von »Zahnarzt anrufen« bis hin zu »Kindergeburtstag vorbereiten«. Anstelle von jedweder digitalen Merkhilfe auf Ihrem Smartphone können Sie von nun an Ihrer »fleischgewordenen App« im eigenen Kopf vertrauen – kurzum: Ihrem dank Loci-Methode geschulten Hirn.

Unser Buch begleitet Sie von nun an über zehn »Stationen« und »Situationen« des typischen Arbeitstages eines Homo Bürosapiens und – hier kommen wieder unsere griechischen Tempelsäulen ins Spiel – anstelle von Redethesen, von den Griechen gedanklich an einer Tempelsäule ablegt, merken wir uns die Pausenkicks anhand einer festgelegten Route durch typische Arbeitsstationen beziehungsweise -situationen. Später können wir diese zusammen mit den damit verknüpften Übungen für Körper, Kopf und Stimme ohne große Mühe wieder abrufen.

Zu Beginn, beim Erlernen oder »Einspeichern« der Methode, benötigen Sie möglicherweise ein bisschen aktive Konzentration und Wiederholung. Wie überall macht auch hier nur die Übung den Meister. Seien Sie bitte gnädig mit sich, sofern Sie nicht sofort alle Stationen und Übungen ad hoc wiedergeben können sollten. Je häufiger Sie jedoch versuchen, Orte kreativ mit »etwas zu Merkendem« zu verknüpfen, desto leichter wird es Ihnen fallen, die Informationen wieder abzurufen.

Wichtig: Diese Routenliste funktioniert auch mit jeder anderen, Ihnen bekannten Strecke. Dies kann ein festgelegter Weg durch die eigenen vier Wände sein (vom Bett zur Kommode im Flur, von dort aus zum Sofa im Wohnzimmer, vorbei am TV-Gerät, hin zum Kühlschrank und Herd in der Küche bis hin zum Spiegel im Bad), ebenso wie der Weg zur Arbeit oder auch ein Gang entlang des eigenen Körpers. Dieser bietet mit Zehen, Fuß, Waden, Knie, Oberschenkel und so weiter natürlich auch ausreichend Orte zur Wissensverknüpfung.

Wichtig bei jedwedem Loci-Einsatz ist lediglich, dass Sie immer in einer festen Reihenfolge vorgehen und »feste Stellen« wählen. Sollten Sie auf dem Weg zur Arbeit den (mobilen!) Eiswagen als Ankerpunkt nehmen, der Ihnen mal auf Höhe des Rathauses begegnet und mal erst hinter dem Marktplatz, dann wird es für Ihren Kopf schwierig.

Probieren Sie es aus! Zum Beispiel bei Ihrem nächsten Einkauf. Anstatt eine lange Liste zu schreiben, legen Sie Ihre Lebensmittelliste gedanklich einfach in der Wohnung ab und stellen sie sich bildgewaltig vor, wie Sie zum Beispiel eine Packung frische Vollmilch auf der Kommode im Flur positionieren: Ihre Kommode ist plötzlich aus Tetra-Paks gebaut, aus den Schubladen schwappt die weiße Vollmilch nur so über. Auf dem Sofa im Wohnzimmer legen Sie gedanklich die Butter ab. Stellen Sie sich vor, wie Sie die Sofapolster, Sitzfläche für Sitzfläche, mit streichweicher Butter auskleiden, um anschließend auf der »butterweichen« Fläche noch bequemer Platz nehmen zu können. Am Ende wiederholen Sie diese »Einkaufsroute« ein, zwei Male und laufen ohne Merkhilfe los. Im Supermarkt angekommen, betreten Sie in Gedanken wieder Ihre Wohnung und sehen wie gewohnt zunächst Ihre Tetra-Pak-Kommode.

Nun aber raus aus dem Supermarkt. Mit Nahrung geht es trotzdem weiter. Denn bevor unsere gemeinsame Loci-Reise losgeht, wollen wir Sie noch mit ein bisschen Futter über unsere Job-Workout-Disziplinen Office-Yoga, Stimm- und Gedächtnistraining versorgen.

WAS IST EIGENTLICH GEDÄCHTNISTRAINING?

Sie halten ein Buch in den Händen, dessen Übungen zu einem guten Drittel aus »Gedächtnistrainings« bestehen. Vermuten Sie Kreuzworträtsel, das

Auswendiglernen von unendlich langen Zahlen oder gar das Knacken von kniffeligen Quizfragen? Weit gefehlt!

Ganzheitliches Gehirntraining dreht sich neben den prominenten Bereichen wie »Merkfähigkeit« und »Konzentration & Fokus«, die wir tagtäglich im (Arbeits-)Alltag benötigen, auch um die Bereiche, die Sie vermutlich nicht im ersten Gedankengang mit Denksport oder kognitivem Training in Zusammenhang bringen würden. Hätten Sie vermutet, dass Fantasie und Kreativität, Wortfindung und Wortformulierung oder gar Wahrnehmung unter Gedächtnistraining fällt?

Körperliches Fitnesstraining umfasst mit Dehnung, Mobilisation, tiefenmuskulärer Kräftigung, Konditionstraining oder Übungen für maximale Muskelkraft oder Schnellkraft eine Vielzahl ganz unterschiedlicher Übungen. Genauso facettenreich geht es im Denksport zur Sache. Ihr Körper würde auf lange Sicht nicht davon profitieren, wenn Sie sich zum Beispiel ausschließlich dem reinen Kraftzuwachs widmen – ebenso ist es für unser Gehirn enorm wichtig, nicht nur einseitig den Denkapparat anzuschmeißen.

Wissens- und Büroarbeiter sind in ihren täglichen »acht Stunden« häufig primär mit logischem und analytischem Denken befasst. Damit es Ihrem Gehirn »ganzheitlich gutgeht« und Sie auch die »eingerosteten« Bereiche wiederentdecken, sollten wir dann und wann auch mal wieder spielerisch unsere Kreativität, unsere Denkflexibilität und unser assoziatives Denken anregen – Bereiche, die in unserem Job mitunter erst an zweiter Stelle kommen. Im Gegensatz dazu können sich künstlerisch geforderte Brotverdiener mitunter Segmenten widmen, die eher der Logik und Struktur zuzuordnen sind.

»Formal« umfasst das ganzheitliche Gedächtnistraining in Ergänzung zu den bereits erwähnten Kategorien auch das Erkennen von Zusammenhängen, die Urteilsfähigkeit oder das Strukturieren.

In diesem Buch werden Sie vor allem die Merkfähigkeit trainieren.

Yoga ist längst auch in unseren Gefilden aus exotisch-spirituellen Nischen im Alltag angekommen. Und genauso mannigfaltig wie die Joghurtsorten, die Ihnen im heimischen Discounter im Kühlregal begegnen, sind die unterschiedlichen Yoga-Richtungen, -Schulen und -Stile. Ob spielerisches Kinder-Yoga für die Jüngsten, klassische Hatha- oder Kundalini-Schulen bis hin zu sportlichen Power-Varianten im Fitness-Studio oder urbanen Trends mit Augenzwinkern wie Bier- oder Lach-Yoga – ein jeder oder eine jede findet seine oder ihre Bestimmung.

Und für Sie haben wir die optimale Bürolösung: Office-Yoga! Keine Brezelfiguren vor dem Kopierer oder Gliedmaßenknoten auf dem Bürostuhl – vielmehr ein ganzheitlich wohltuendes Programm mit Kräftigung der tiefliegenden Rumpfmuskulatur und mit maximaler Dehnung.

Als primär sitzende Kopfarbeiter neigen unsere Muskeln zur Verkürzung, und eine trainierte »Mitte« im Sinne einer starken Rücken- und Bauchmuskulatur geht gern mal flöten, sofern wir nicht mit der jahrtausendalten Lehre für Körper, Geist und Seele (das Wort Yoga stammt aus dem indischen Sanskrit und bedeutet Einheit und Harmonie) entgegenwirken.

Doch Office-Yoga bewirkt noch viel mehr! Rückenschulen und Ergonomie am Arbeitsplatz sind zweifelsohne wichtige und wohltuende Maßnahmen für Ihre Gesundheit. Zudem wirkt sich bekanntermaßen nicht nur eine zwickende Nackenmuskulatur oder eine verkürzte Beinrückseite auf unser Wohlbefinden aus, sondern auch ein flirrender Geist oder eine »angeknackste« Seele nach einem Schlagabtausch mit Kollegen sowie der psychische Druck aufgrund von Abgabefristen oder jedwedem emotionalen Ballast.

Mit unseren Übungen bekommen Sie die yogische Rundumversorgung für den Arbeitsalltag: praktisch, multifunktional und mit schneller Hilfe und Unterstützung in jeder (Büro-)Lebenslage. Aber Vorsicht: Ein Großteil ehemaliger Yoga-Skeptiker ist nach dem Kennenlernen der alltagsgerechten

Office-Variante selbst nach Feierabend noch in die Volkshochschule oder sogar ins Studio geflitzt, um Asanas zu üben. Kurzum: Suchtpotenzial ist vorhanden! Wir haben Sie gewarnt.

Und noch ein bisschen »Angeberwissen« für Kollegen, die weiterhin ihre Stirn bei dem Thema runzeln: Das Wort Asana kommt aus dem Sanskrit, »*As*« (Wurzel) bedeutet »sitzen«. Vielleicht hatten die Inder damals ja schon die Office-Variante im Kopf gehabt!

Auch wenn unsere folgende Empfehlung ein bisschen »Beipackzettel«-Charakter hat: Wir sind alle drei keine Ärzte oder Physiotherapeuten. Sollten Sie Beschwerden mit Wirbelsäule, Bandscheibe oder Bluthochdruck haben oder aktuell schwanger sein oder, oder, oder: Bitte nicht den hypochondrischen Kollegen oder Doc Google fragen, sondern zunächst zum Arzt Ihres Vertrauens – es soll Ihnen nach der Lektüre unseres Buches besser, nicht schlechter gehen!

UND WARUM STIMMTRAINING?

Sie fragen sich, warum Sie in diesem Ratgeber Tipps und Übungen für die Stimme vorfinden, obwohl Sie als mehr oder weniger leidenschaftliches Bürotier weder Ambitionen haben, als Speaker oder Moderator durchzustarten noch als neues Talent bei *Deutschland sucht den Superstar*?

Nun, Ihre Stimme ist Teil Ihrer Gesamterscheinung, sie kann Ihren Auftritt im Job unterstreichen – wie ein gut sitzender Anzug – oder auch schwächen. Ein gesundes resonanzreiches Stimmorgan sorgt für ein Wohlgefühl beim Gegenüber, eine brüchige oder auch gepresst klingende Stimme schafft dagegen Unbehagen.

Wenn wir von »Auftritt« reden, ist übrigens nicht nur die Show, der Vortrag oder die Präsentation auf der großen Bühne gemeint. Auch beim Telefonat mit Kunden, beim Webinar, beim Jahresgespräch mit dem Chef oder bei internen Meetings ist Ihre Stimme gefragt.

Die meisten von uns sind Vielredner. Und egal, ob Sie im Call-Center im Großraum-Office, als reisender Vertreter oder als Teil des Managements vor versammelter Unternehmensmannschaft sprechen müssen, eine tragfähige Stimme ist unentbehrlich. Und selbst wenn Sie Ihren Tag hauptsächlich schweigend verbringen, im Labor oder als Entwickler vor dem Rechner, so müssen Sie doch ab und an live kommunizieren, um Ihre mit viel Fleiß und Geduld entstandenen neuen Erkenntnisse und Ergebnisse der Allgemeinheit zu verklickern.

Die Stimme ist ein sensibles Organ. Schnell reagiert es auf klimatische Schwankungen, auf Stress und Nervosität. Ebenso natürlich auf freudige Erlebnisse. Mit ein bisschen Training und der richtigen Pflege bleibt Ihre Stimme gesund und leistungsstark.

In diesem Ratgeber bekommen Sie einen weiten Überblick über die Macht der Stimme. Lassen Sie sich überraschen von den vielen Möglichkeiten, die sie Ihnen bietet!

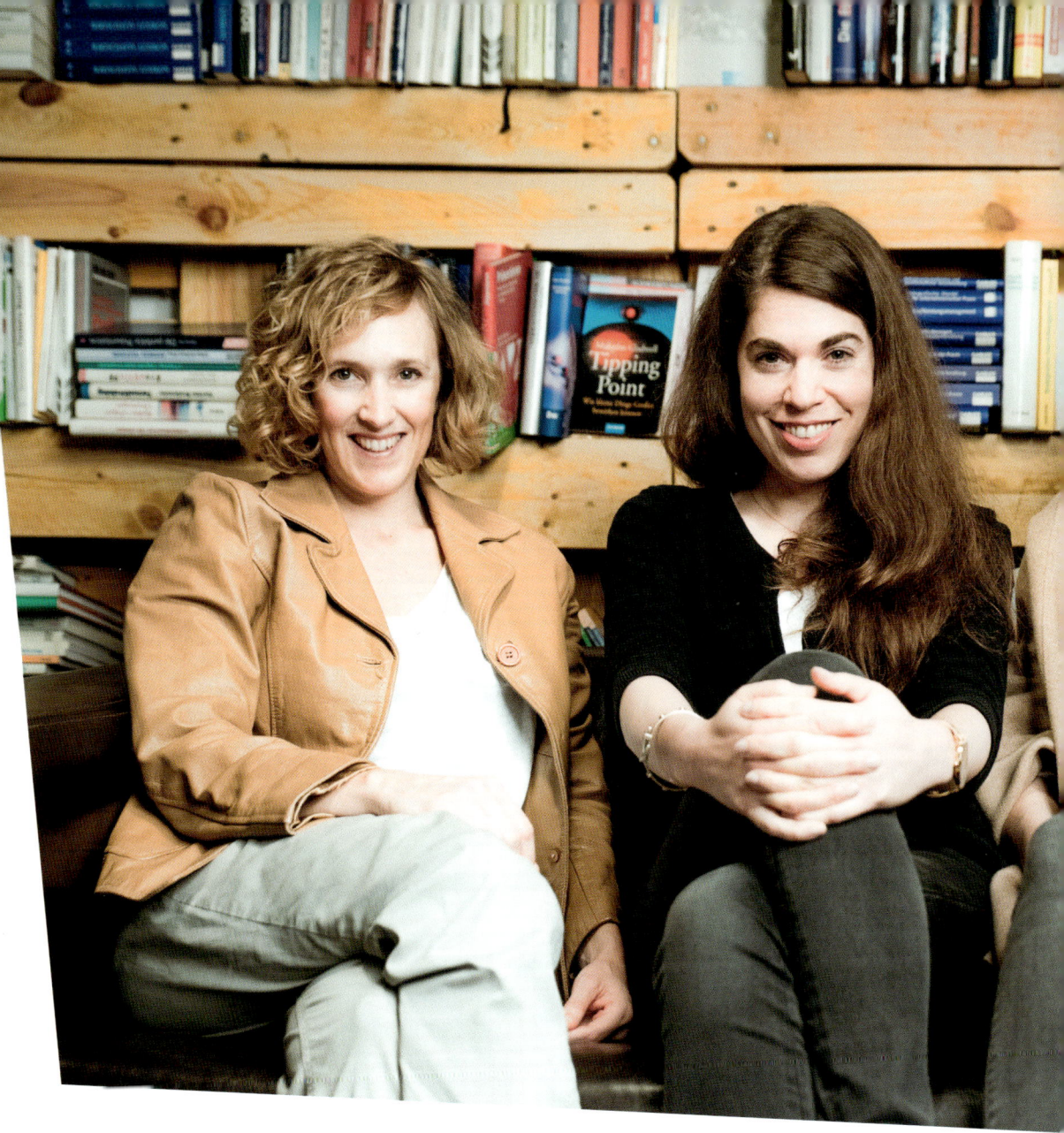

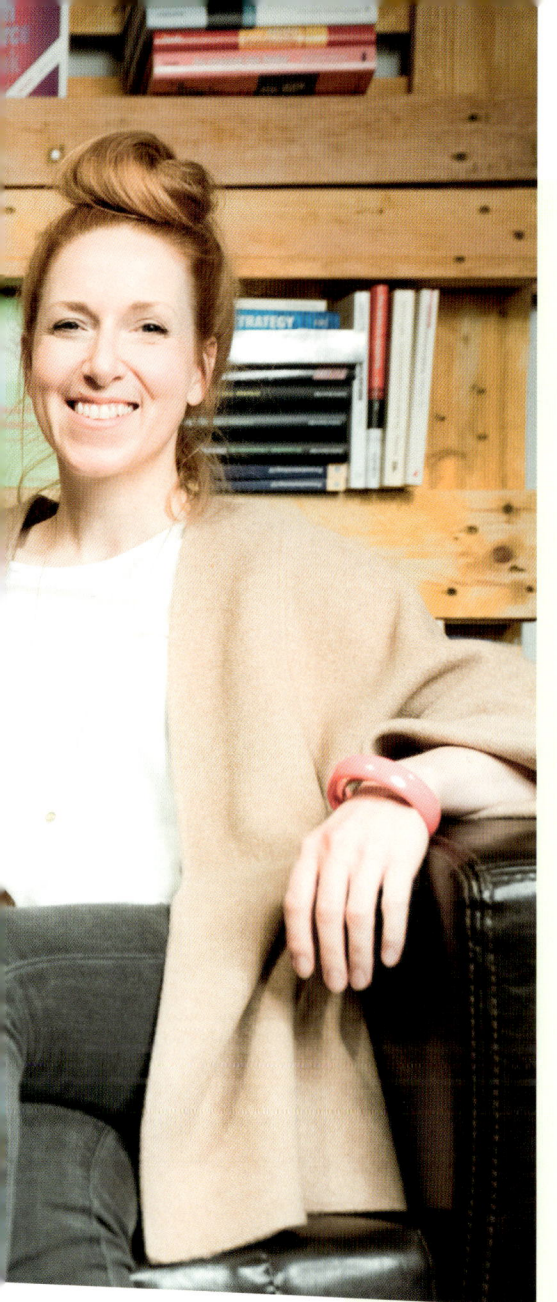

KAPITEL 1

Morgenmuffel? Kurze Nacht? Frischekicks für einen guten Start in den Tag

Der Wecker klingelt. Viel zu früh. Und wieder ist eine Nacht vorbei ... Ach, wie war das schön, als wir als Kinder frisch und motiviert aus dem Bett sprangen, voller Spannung und Neugier darauf, was der Tag uns Neues präsentieren würde. Stattdessen: müde Augen und ebensolche Gliedmaßen, belegte Stimme. Und der Kopf? Noch im Dämmerschlaf.

Kommt Ihnen das bekannt vor? Kein Grund, Trübsal zu blasen! Oder das letzte Gläschen Wein zum Schuldigen zu erklären – oder den schnarchenden Partner, die Kinder, die lärmenden Nachbarn, den zu langen Arbeitstag, das reichhaltige Essen und das späte Zubettgehen, die nächtlichen Gedanken oder, oder, oder. Auf geht's in einen neuen (Arbeits-)Tag!

Kleine Übungen für Körper, Kopf und Stimme liefern Ihnen den nötigen Frischekick, egal ob Sie als Morgenmuffel eher zur »Eulen«-Gruppe gehören oder sich zur Frühaufsteherfraktion zählen und als »Lerche« bereits im Morgengrauen auf der Bettkante sitzen.

Genau jetzt startet Ihrer erste »Locus«-Station zum gedanklichen Verknüpfen, ein fester »Ankerpunkt«, denn für den Start in den Arbeitstag wählen wir Ihr Bett!

Stellen Sie sich in allen Details Ihr herrlich gemütliches Schlafgemach vor, und malen Sie sich aus, wie Sie mit wachem, konzentrierten Geist aufstehen, mit einem gedehnt-gestreckten Körper in die Vertikale kommen und mit tiefer Atmung und voller Stimme – anstatt »Rabengekrächze« – motiviert in den Tag starten!

Und hier kommen unsere ersten drei Übungen für Körper, Kopf und Stimme sowie einen ganzheitlich motivierten Morgen:

KÖRPERÜBUNG 🤸

Nach der dritten Wecker-Snooze-Einheit nützt alles nichts mehr – wohl oder übel müssen Sie nun wirklich das Bett verlassen. Der neue Tag startet, und von nun an werden Sie mit Sicherheit nie wieder der Meinung sein, dass die kürzeste Horrorgeschichte der Welt »Montag« heißt.

Aufstehen kann wirklich Spaß machen. Vorausgesetzt, Sie bleiben einfach noch für einen kurzen Moment liegen. Richtig gelesen: Sie dürfen noch einen herrlichen letzten Augenblick in den Federn verweilen. Achten Sie einmal ganz bewusst auf Ihre Atmung. Spüren Sie, wie Sie tief durch die Nase einatmen, und nehmen Sie die winzige »Atempause« wahr, bevor Sie langsam und genüsslich wieder durch den halb geöffneten Mund ausatmen. Mit diesem kurzen Fokus auf unsere Atmung »verankern« wir uns ganz bewusst im Hier und Jetzt, um anschließend ebenso bewusst in den Tag zu starten.

RECKEN UND STRECKEN Und nun werden Sie aktiv! Recken und strecken Sie sich wie Hund oder Katze, ziehen Sie Ihren Körper wechselseitig in die Länge, stretchen Sie sich, als wären Sie aus Gummi. Ihre müden Glieder werden es Ihnen danken. Wackeln Sie mit allen zehn Zehen, ballen Sie die Hände zu Fäusten und lassen Sie diese »explosionsartig« wieder los. Ihr Gehirn und Ihre Muskeln werden besser durchblutet, und Sie werden automatisch schon mal wacher. Nach zwei, drei Minuten wird es Ihnen leichtfallen, die Beine aus dem Bett zu schwingen und in den Stand zu kommen.

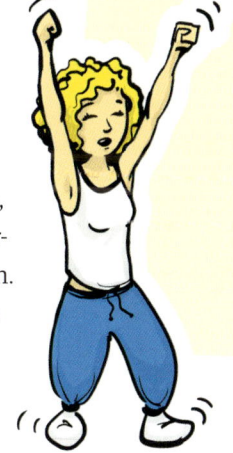

Und wo Sie schon so schön wach und mobilisiert stehen, lassen Sie uns gleich mit einem »kognitiven Warm-up« weitermachen, sodass Sie konzentriert und fokussiert in den Tag starten. Keine Angst – niemand möchte oder kann kurz nach dem Aufstehen logische Gleichungen lösen; aber wir können unser Hirn sogar über Bewegung trainieren und zu mehr Konzentration verhelfen. Wie das geht? Mit Überkreuzbewegungen.

KOPFÜBUNG

MIT HÄNDEN UND FÜSSEN MALEN Im Stehen verlagern Sie vorsichtig Ihr Gewicht auf ein Standbein, Ihr Knie dürfen Sie im Gelenk minimal beugen und müssen nicht das Bein komplett durchstrecken. Das andere Bein lösen Sie nun vorsichtig vom Boden (zu Beginn dürfen sich »Wackelkandidaten« auch selbstverständlich an einer Stuhllehne oder Ähnlichem für mehr Halt festhalten) und strecken es lang aus der Hüfte zur Seite heraus. Strecken Sie gern Ihren Fuß, und stellen Sie sich vor, Sie möchten mit Ihrer Fußspitze eine vor Ihnen liegende Acht nachmalen. Zeichnen Sie gern großzügige Ziffern und schwingen Sie Ihr Bein. Nach einigen Wiederholungen wechseln Sie auf die andere Beinseite.

Schon wacher? Das können wir noch steigern!

Starten Sie wieder mit dem Standbein vom Beginn und probieren Sie – sofern Sie sich festgehalten haben – die Hände zu lösen. Mit beiden Armen versuchen Sie nun, wie ein Orchesterdirigent, gleichzeitig zum Achten schwingenden Bein auch eine vor Ihnen waagerecht schwebende Acht nachzuzeichnen.

Wechseln Sie auch hier wieder nach ein paar Runden das Bein, um einer Dysbalance vorzubeugen.

Mitunter kommen dabei alle möglichen »Ziffern« oder »Symbolsalat« heraus, aber keine Achten – wir müssen uns stark konzentrieren, um die Bewegungen zu koordinieren, und dürfen unseren Fokus einzig auf die Ausführung der Achten lenken, um halbwegs »erkennbare« Zahlen in die Luft zu zeichnen. Hiermit schärfen Sie gleich zu Tagesbeginn Ihre Konzentration für alles, was Sie heute noch erwartet. Bei bewussten Überkreuzbewegungen aktivieren wir zudem ganz automatisch beide Gehirnhälften und vernetzen sie. Zu diesen zwei »Hemisphären« gibt es an späterer Stelle im Buch noch mehr Input.

Ergänzend balancieren sich sogar beide Körperhälften aus, da die linke Hirnhälfte die rechte Körperseite steuert und umgekehrt.

Nach ein paar Beinwechseln und »Achten-Salat« sollten Sie nun ganzheitlich und »ganzkörperlich« ausbalanciert in den Tag starten können. Hätten Sie gedacht, dass Office-Yoga (zugegeben hier eher »Heim-Yoga«) und Gedächtnistraining so entspannend sein können? Nun machen wir noch die Stimme munter!

STIMMÜBUNG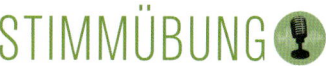

HERZHAFT GÄHNEN   Wir starten mit einem genüsslichen Gähnen! Aber nein, wir fallen nicht zurück ins Bett, sondern machen lieber mal das Fenster sperrangelweit auf. Oder gehen auf den Balkon oder in den hauseigenen Garten.

Nun aber Mund auf, und Sie dürfen tun, was wir bei der Arbeit nur zu gern unterdrücken (oder uns nur heimlich im stillen Kämmerlein oder wenn alle Kollegen außer Sicht sind, erlauben): Gähnen! Und zwar so tief Sie können.

Was das mit unserer Stimme zu tun hat? Beim Vorgang des Gähnens dehnen und lockern wir unsere gesamte Kehlkopfmuskulatur und alle weiteren Bereiche, die bei der Stimmgebung involviert sind: Mund, Zunge und Kiefermuskeln. Ganz nebenbei löst es kleine Verspannungen rund um Nacken- und Schultermuskulatur.

Fühlen Sie sich vielleicht schon etwas munterer? Kein Wunder! Durch den Gähnvorgang vertieft sich die Atmung, und die Lunge wird mit einer gehörigen Portion Sauerstoff versorgt. Konsequenz: ein angeregter Kreislauf inklusive Energiekick für den gesamten Körper.

SLIDES, UM DIE STIMME AUFZUWECKEN   So, und jetzt seien Sie mal ganz mutig, und bringen Sie Ihre Stimme dabei gleich mit ins Spiel. Mit einem

Seufzer. Der Erleichterung, der Verzweiflung? Nein! Mit einem freudvollen Seufzer darüber, dass ein neuer Tag begonnen hat.

Lassen Sie Ihre Stimme langsam und kontrolliert von oben nach unten gleiten. Von den obersten Registern bis hinab in den Keller, gerne auf »Puuuhhh«. Diese »Slides« sind ein sanftes, aber effektives Warm-up für Ihre gesamte Stimmrange. Warum das wichtig ist? Schließlich bewegen wir uns auch beim Sprechen nicht nur auf einem Ton, sondern variieren unsere Sprachmelodie im Umfang von durchschnittlich einer Oktave. Wenn wir auf eine Klaviertastatur schauen, ist das der Abstand vom C zum c, was den acht Tönen einer Tonleiter entspricht.

Nun bewegen wir uns noch mal in die andere Richtung. Vom tiefsten Kellerpunkt aus in die Höhe, und zwar mit einem erstaunten (oder erwartungsvollen?) Ohhhh. Wiederholen Sie die Übung einige Male, schließlich hat Ihr stimmgebendes Organ gerade (bestenfalls) acht Stunden Schlaf hinter sich.

DIE AFFENTROMMEL Bevor es jetzt gleich ins Badezimmer geht, dürfen Sie einmal Tarzan spielen – und zwar mit der altbekannten und immer wieder wirkungsvollen »Affentrommel«. Klopfen Sie mit Ihren Händen locker Ihren Brustkorb ab, und lassen Sie dabei auf Höhe Ihrer Sprechstimme ein »Jaaa« anklingen. Halten Sie den Ton gern für ein paar Augenblicke. Das »A« wirkt wunderbar öffnend. Durch das Abklopfen wird zudem Ihre Brustmuskulatur entspannt. Und wenn Sie das Ganze nun noch gedanklich verbinden mit einem Jaaa an sich selbst, einem Jaaa an Ihren Partner, Ihre Kinder oder Ihren Mitbewohner und mit einem Jaaa für einen guten Arbeitstag, dann kann eigentlich nichts mehr schiefgehen, oder?

Nun aber ab ins Bad und unter die Dusche!

Kleiner Tipp am Rande, bevor Sie gleich die erste Pausenkick-Station geschafft haben: Schicken Sie sich zwischen Zahnputzbecher, Rasierklinge und Beautyset ein freundliches Lächeln in den Spiegel. Das hebt die Stimmung, überlistet den kleinen Miesepeter im eigenen Hirn und sorgt zudem für einen helleren und freundlicheren Stimmklang.

YOGA UND ATMUNG

Wenn es heiß hergeht, egal ob im Büro oder zu Hause, neigen wir dazu, unseren Atem förmlich anzuhalten. Manchmal genügt nur ein weiterer Stressor (in welcher Form auch immer), und wir könnten vor Anstrengung, Stress oder Ärger förmlich »platzen«. Um nicht wie ein HB-Männchen in die Luft zu gehen, können wir prophylaktisch den umgekehrten Weg wählen und uns bereits über die bewusste Atmung »beruhigen«, entschleunigen und auf den vielleicht doch nicht so turbulenten Boden der Tatsachen holen.

Eine feste Säule in der Yoga-Lehre ist »Pranayama« (ein zusammengesetztes Wort aus dem indischen Sanskrit aus *prana* – Lebensenergie, Atem, und *ayama* – kontrollieren), das eine Vielzahl von Atemübungen umfasst.

Im Yoga nutzen wir – wie in fast allen Sportarten – die Verbindung und Synchronisation von Bewegung mit unserer Atmung, um Kraft oder Entspannung zu erzielen und alle Zellen mit maximalem Sauerstoff zu versorgen.

Indem wir mit bewusster Wahrnehmung und Konzentration auf unsere Atmung langsam und tief durch die Nase einatmen, die kurze Atempause bemerken und ebenso ruhig, tief und lang durch die Nase oder den leicht geöffneten Mund ausatmen, können wir unseren »Sympatikus« (den Stress- oder Spannungsnerv) im vegetatives Nervensystem selbst regulieren und »runterfahren«.

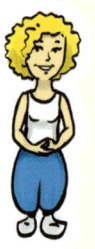

Als unsere Vor-Vorfahren urplötzlich in der Prärie mit einem Säbelzahntiger konfrontiert wurden, war eine schnelle Atmung durchaus von Vorteil, um im Sprint kehrtzumachen. Und sollten Sie einem Kollegen, Nachbarn, der roten Ampel oder einer umgekippten Kaffeetasse »Säbelzahntiger 2.0«-Eigenschaften zuschreiben (höchste Gefahr, drohende Katastrophe), dann fokussieren Sie sich bewusst auf Ihre Atmung und nehmen einen tiefen Zug durch die Nase ein.

Gleichzeitig »erden« Sie sich mit dieser Konzentration und Wahrnehmung wieder in der unmittelbaren Gegenwart und entdecken, dass gerade doch nicht die Welt untergeht und Ihre vielleicht zornigen oder ängstlichen Gedanken nicht vorausgaloppieren müssen (»Na toll und nach der roten Ampel komme ich jetzt zu spät zum Meeting, und dann ist der Auftrag ohnehin geplatzt …«).

Probieren Sie es aus!

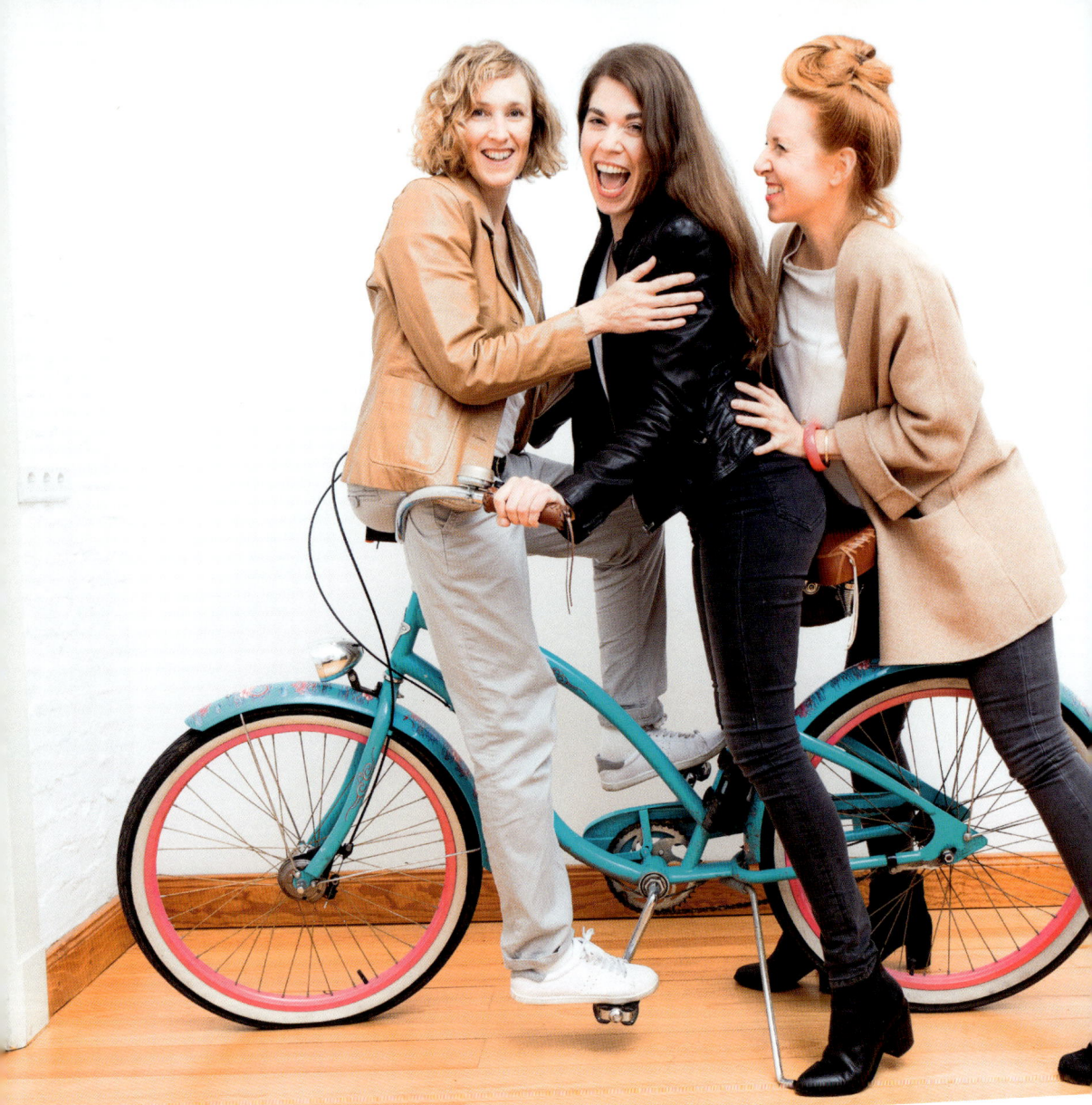

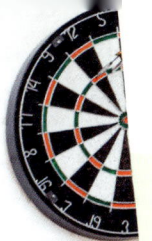

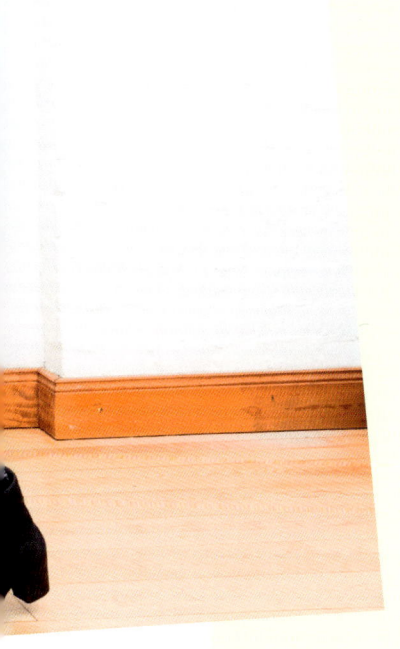

KAPITEL 2

Fahrtzeit gut genutzt
Kleine Warm-ups auf dem Weg zur Arbeit

Die Haustür fällt ins Schloss und der morgendliche Ritt Richtung Firma beginnt. Egal ob mit Bus, Bahn, Auto, Fahrrad oder auf »Schusters Rappen«, ob Gleitzeit oder Stechuhr, wir alle müssen früher oder später an unserem Arbeitsplatz das tägliche Lager aufschlagen.

Und unabhängig davon, ob Sie auf dem »letzten Drücker« mit wehendem Haupthaar oder loser Krawatte Ihre tägliche Route starten oder am Bahngleis warten müssen: Genießen Sie Ihre »Shuttle-Zeit« zwischen Heim und Büro, um Ihrem Körper, Kopf und Ihrer Stimme etwas Gutes zu tun. Das funktioniert selbst *on the fly*.

Viele von uns verbringen nicht wenige Stunden mit dem täglichen Pendeln – warum nicht auch diese wertvolle Lebenszeit mit schönen Aktivitäten nutzen?

Sofern Sie nicht zur Gattung »Leseratte« gehören und im öffentlichen (Nah-)Verkehr oder in der Fahrgemeinschaft zu Tageszeitung, Fachlektüre oder Roman greifen, auf dem Smartphone Ihre E-Mails lesen oder sich vielleicht mit der Lieblingsmusik auf den Ohren fortbewegen, haben wir ein paar aktiv-erholende Alternativen für Ihren Arbeitsweg.

KOPFÜBUNG

SICH IN ACHTSAMKEIT ÜBEN Es hört sich so einfach an: »Bleiben Sie im Moment, zelebrieren Sie Achtsamkeit.«

Nichts ist so herausfordernd für unseren Geist wie das Verweilen im Moment. Häufig mit der Aufmerksamkeitsspanne eines Eichhörnchens gesegnet, springen wir gedanklich zwar nicht von Nuss zu Nuss, jedoch von »vorher über jetzt auch gleich bis später«. Sei es die Unterhaltung mit dem Kind über die Mathearbeit am Vorabend, die notwendige Reparatur des Autos bis hin zur unmittelbar bevorstehenden Teambesprechung im Büro.

Gönnen Sie dem rotierenden Oberstübchen eine Pause, und beruhigen Sie die flirrenden Gedanken. Ihr Kopf bekommt vermutlich selbst an einem gemäßigten Arbeitstag mehr als ausreichend Input. Die vielzitierte Achtsamkeit ist nichts anderes, als »mit allen Sinnen im Moment zu sein«.

Konzentrieren Sie sich auf Ihre einzelnen Sinne: Was sehen Sie im Moment? Beim Fußmarsch gen Arbeit die Bürgersteigplatten? Auf dem Fahrrad den rollenden Vorderreifen? Im Auto das Armaturenbrett mit dem Aufleuchten der Tachonadel?

Was fühlen Sie? Im Bus das Sitzpolster oder die Rückenlehne am Mantel? In der Straßenbahn die Hand am Haltegriff?

Was hören Sie? Stimmengewirr in der U-Bahn, die Nachrichten im Autoradio, den Straßenlärm, wenn Sie zu Fuß unterwegs sind?

Der Clou an dieser »Bleiben Sie im Moment«-Strategie: Je häufiger Sie versuchen, gedanklich und sinnlich im Augenblick präsent zu sein, desto leichter fällt es Ihnen, auch in stressigen Situationen auf den Punkt fokussiert zu bleiben oder sich ebenso auf schöne Momente einzulassen und sie zu genießen. Die mitunter sorgenvollen Gedanken (und es sind Gedanken – und eben keine Wahrheiten) über Vergangenes oder Zukünftiges entsprechen meistens eh nicht der Realität. Warum nicht gleich in der Gegenwart bleiben?

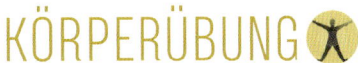

KÖRPERÜBUNG

MUSKELN DEHNEN UND ANSPANNEN, GANZ NEBENBEI Und wie geht es Ihnen körperlich? Sofern Sie sportlich in die Pedale treten oder strammen Schrittes zur Firma marschieren – Glückwunsch: Ihr Kreislauf kommt schon mal in Wallung.

Vielleicht nutzen Sie etwaige rote Ampelphasen oder kurze Stopps, um Ihre Glieder zu dehnen? Beim Radstopp können Sie einen Fuß am Boden absetzen; den anderen Fuß auf der Pedale belassen und Ihre Wade nach hinten durchdrücken.

Und selbst bei der »sitzenden Anreise« empfehlen wir ein wenig körperliches Training. Keine Bange, auch wenn Sie nicht allein im PKW unterwegs sein sollten, sondern mit weiteren Passagieren in Bus, Bahn oder Fahrgemeinschaft: Sie können aktiv werden, ohne dass es jemand mitbekommt – Stichwort »Tiefenmuskulatur«.

Spannen Sie Ihren Beckenboden (ja, auch die Herren der Schöpfung verfügen – natürlich neben den gut ausgebildeten Oberarmmuskeln – über diese Muskelschichten) an, halten Sie die Spannung für einen kurzen Moment und lassen Sie wieder los. Durch die Kontraktion dieser tiefliegenden Muskelschichten arbeiten Sie schon mal präventiv gegen Erschlaffung im Alter und trainieren zudem die Muskulatur, die Sie brauchen, wenn Sie mal auf die Toilette müssen, aber der Kollege mit der Dauerpräsentation und der gefühlt 200. Folie noch nicht fertig ist.

Wem dieses Training zu Beginn des Tagesstarts noch ein wenig fremd erscheint, der kann alternativ – zumindest innerhalb der passiven Beförderung – die Sitzbeine bewusst anspannen, in den Sitz drücken und lockerlassen. Vielleicht auch die Füße samt Zehen in den Socken zusammenziehen und wieder loslassen.

Effekt: eine erfrischte und gelockerte Muskulatur und Blutzirkulation entgegen dem Stau in den Venen. Übrigens auch bestens auf langen Flügen oder Fahrten in den Urlaub zu empfehlen!

DIE BECKENBODEN-MUSKULATUR – UNSICHTBARES TRAINING MIT GROSSEM EFFEKT

Der Beckenboden ist eine kräftige Muskelgruppe, bestehend aus drei Schichten, lokalisiert rund ums Schambein. Diese Truppe dient dazu, unsere zentralen inneren Bauchorgane in Position zu halten, das Becken und alle »Ausgänge« nach unten zu schließen oder zu öffnen sowie den Körper zu stützen und aufzurichten.

Ihren Beckenboden können Sie natürlich nicht nur auf dem Weg zur Arbeit trainieren, sondern in fast jedweder Situation. Niemand bemerkt es. Vielleicht trainiert Ihr Gegenüber auch.

Im Yoga symbolisieren diese tiefliegenden Muskelschichten die »Erdung« und »Verwurzelung«. Sobald wir den Beckenboden durch Anspannen (so als ob Sie mal »wohin« müssten, aber weit und breit noch nicht einmal ein Dixie-Klo in Sicht ist) aktivieren, geben wir dem Körper unter »yogischen Aspekten« Stabilität und Sicherheit. Yoga-Übungen können wir also intensivieren, indem wir beim Einatmen diese Muskulatur anspannen und, während wir ausatmen, wieder bewusst loslassen.

Auch Rückenbeschwerden bei primär Sitzenden können sich deutlich verbessern, wenn diese tiefliegende Muskelgruppe bewusst durch An- und wieder Entspannung angesteuert und trainiert wird.

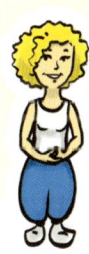

Widmen wir uns nun noch der Stimme. Denn: Flexibilität ist nicht nur im Oberstübchen und bei unseren Gliedmaßen gefragt, sondern auch bei unserem Sprechorgan. Tatsächlich sind rund 100 Muskeln involviert, wenn wir sprechen. Logisch, dass sich kleine Verspannungen im Körper auch immer auf unsere Stimme auswirken. Vielleicht ist Ihnen schon einmal aufgefallen, dass das Sprechen mit verspannter Nackenmuskulatur deutlich anstrengender ist und Sie schneller heiser werden. Daher ist Stimmtraining auch immer Körperarbeit. Und so heißt es immer wieder: lockern, kräftigen, lockern, kräftigen.

Besondere Aufmerksamkeit bei der Stimmgebung hat unsere Atemmuskulatur verdient. Bevor wir diese auf dem Weg zur Arbeit aktivieren, machen wir aber erst einmal einen kleinen Exkurs. Willkommen beim 1x1 der Stimmbildung:

1X1 DER STIMMBILDUNG

PART 1: ATMUNG UND VEGETATIVES NERVENSYSTEM

Haben Sie sich schon einmal Gedanken über Ihre Atmung gemacht? Das Gute an unserem Atemsystem ist, dass es genau wie Verdauung, Herzschlag oder Stoffwechsel so wunderbar automatisiert abläuft. Normalerweise müssen wir uns gar nicht bewusst darum kümmern.

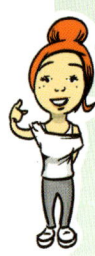

Gesteuert wird das Ganze von unserem autonomen oder auch vegetativen Nervensystem. Dies reguliert und überwacht all unsere überlebensnotwendigen Körperfunktionen. An der Spitze dieses Systems steht unser Hirnstamm, daumengroß und entwicklungsgeschichtlich der älteste Teil unseres Hirns.

Auch wenn die vegetativen Vorgänge in unserem Körper automatisiert ablaufen, beeinflussen wir sie dennoch durch unsere Lebensführung: durch Aktivität oder Inaktivität, durch An- oder Entspannung. Bei der Atmung können wir sogar aktiv mitsteuern:

Wir können sie vertiefen, verlängern, kurz anhalten und so weiter. Bewusst genutzt können wir uns durch Atemtechniken in einen ruhigen, meditativen oder auch energiegeladenen, leistungsbereiten Zustand bringen. Beim Yoga oder auch beim Autogenen Training machen wir uns diese Wirkweise zunutze.

Was hat aber nun Atmung mit Stimme zu tun? Und wie und wo wird die Stimme eigentlich gebildet?

PART 2: ÜBER ZWERCHFELLE UND RESONANZRÄUME Schon einmal vom Zwerchfell oder Diaphragma gehört? Dies ist unser großer Atemmuskel, der den Bauch- vom Brustraum trennt und im Ruhezustand 60 bis 80 Prozent der zur Inspiration benötigten Muskelarbeit leistet. Im entspannten Zustand, in einer Atempause, liegt diese 3 bis 5 Millimeter dicke Muskel-Sehnen-Platte wie ein schlaffer Fallschirm kuppelartig in unserer Bauchhöhle.

Die Muskelkontraktion und Absenkung des Zwerchfells führt zur Einatmung. Die Lunge füllt sich dabei mit Sauerstoff, der Brustkorb weitet sich, der Bauch wölbt sich nach außen. Die Kuppelform unseres Diaphragmas ist in diesem Zustand nach unten abgeflacht. Beim Ausatmen passiert der verbrauchte Sauerstoff unseren Kehlkopf. Dieser bildet das Verbindungsstück zwischen Luftröhre und Rachenraum. In Form unseres Adamsapfels lässt er sich leicht ertasten. Dieser bildet das Schutzschild für unser Stimmorgan.

Wenn wir im wahrsten Sinne des Wortes »unsere Klappe halten« und keinen Ton von uns geben, so fließt CO_2 ungehindert durch unsere Stimmritze, der Lücke zwischen unseren im Kehlkopf beheimateten Stimmbändern, und verlässt unseren Körper durch Nase oder Mund.

Als kommunikative Wesen wollen wir uns ja verständlich machen und sprechen. Damit dies gelingt, sorgt die umliegende Kehlkopfmuskulatur dafür, dass sich die Stimmbänder schließen (soweit keine funktionellen oder organischen Störungen vorliegen). Die Ausatemluft trifft auf die

Stimmbänder und bringt sie zum Schwingen. Dabei entsteht Schall, den unser Ohr bereits als Klang beziehungsweise einen Ton wahrnimmt.

Merke: Stimme ist in Schwingung gebrachte Ausatmung.

Dieser Schall breitet sich in den sogenannten »Resonanzräumen«, womit all die Hohl- oder Lufträume im eigenen Körper gemeint sind, aus. (Soweit wir informiert sind, gibt es keinerlei Zusammenhänge zwischen der Größe der Resonanzräume und dem persönlichen Intelligenzquotienten.) Diese befinden sich insbesondere im Brust-, Rachen-, Mund- und Nasenraum sowie an der Stirn.

Unser Stimmklang verändert sich, je nachdem wie offen und durchlässig unsere Resonanzräume sind. Einfachstes Beispiel: Schnupfen. Wenn unsere Nase mit Rotz dicht ist, fällt ein Resonanzraum weg, und die Stimme klingt gleich ganz anders, in diesem Falle nasal.

PART 3: ÜBER KUNSTGRIFFE DER NATUR UND ARTIKULATIONSWERKZEUGE

Der Schall ist produziert, aber die Arbeit ist hiermit noch nicht getan. Jetzt sind unsere Artikulationswerkzeuge gefragt, nämlich Zunge, Mund und beweglicher Unterkiefer. Diese sorgen dafür, dass die Töne zu Worten geformt werden. Und je nachdem, wie aktiv sie sind, sprechen wir klar und deutlich oder nuscheln uns kaum verständlich durch den Tag.

Merke: Sprache ist in Schwingung gebrachte und zu Worten geformte Ausatmung.

Das mit der Sprache ist übrigens ein echter Kunstgriff der Natur. Schließlich sind wir als einziges Säugetier dazu befähigt, uns in Form von Worten auszudrücken. Irgendwann im Laufe der letzten Entwicklungsstufen des Homo sapiens ist unser Kehlkopf nach unten gerutscht und hat unserer Zunge mehr Spielraum gegeben. Ohne diesen flexiblen länglichen Fleischklops im Mund könnten wir zwar Töne produzieren, doch keine Worte artikulieren. Testen Sie es ruhig einmal selbst, und legen Sie Ihren Finger fest auf Ihre Zunge. Und nun probieren Sie einmal zu sprechen. Na, hat es geklappt, oder sind Ihnen die Worte im Halse steckengeblieben?

So, jetzt sind Sie schon bestens aufgeklärt, aber eine Frage bleibt: Wie war das mit der Stützmuskulatur? Warum sollte man sich die Mühe machen, Atemübungen in den Alltag einzubauen?

PART 4: ÜBER STÜTZMUSKELN UND DIE SINNHAFTIGKEIT VON REGELMÄSSIGEM TRAINING

Wie jede Muskulatur braucht auch die Atemmuskulatur regelmäßiges Training, um flexibel und kräftig zu bleiben. Sicherlich kennen Sie die Situation, wenn Sie sich ein paar Tage kaum bewegt und gedehnt haben. Ja, steife Glieder machen einfach keinen Spaß.

Und vielleicht haben Sie schon einmal ein paar Tage auf einer einsamen Insel verbracht und quasi mit niemand anderem gesprochen als mit sich selbst? Da waren die ersten Unterhaltungen nach dieser Sprechpause erst einmal ungewohnt anstrengend, oder? (Für manch überlastete Stimme kann sich so eine Sprechpause dagegen wie ein 5-Sterne-Wellness-
urlaub anfühlen und dementsprechend positiv im Klang auswirken.)

Regelmäßige bewusste Übungseinheiten halten die Muskulatur flexibel und stärken sie. Auch hier zeigt sich: Stimme und Körper kann man nicht voneinander trennen. Genauso wenig übrigens wie Stimme und Kopf getrennt voneinander zu betrachten sind, aber dazu später mehr.

Greifen wir das Thema Stützmuskulatur auf. Darunter versteht man die Gemeinschaft aus Rücken-, Beckenboden- und Bauchmuskeln. Während das flexible Zwerchfell dafür sorgt, dass wir ganz schnell wieder bei Atem sind, ist die Stützmuskulatur dafür verantwortlich, das Zwerchfell längere Zeit in der aktiven, also abgeflachten Position zu halten. Wofür das gut ist? Wir können spielend lange Sätze sprechen und Töne halten, ohne zwischendurch immer wieder verzweifelt nach Luft zu schnappen. Wir können laut sprechen, ja gar schreien, ohne heiser zu werden.

Die Stützmuskulatur ist wie ein Trampolin für unsere Worte, von unten können Sie Schwung holen, um dann leicht wie eine Feder in die Höhe zu fliegen und dort auch für eine Weile zu bleiben. Oder stellen Sie sich eine Fontäne vor. Kommt von unten ordentlich Energie, so spritzt das Wasser kraftvoll aus dem Boden und tanzt virtuos in schönsten Formen. Wird der »Energiehahn« abgedreht, so fällt das schöne Schauspiel in sich zusammen.

Ganz ähnlich verhält es sich mit unserer Stimme und der Stützmuskulatur. Vergessen wir, diese zu aktivieren, so sackt der Ausatemstrom in sich zusammen und herauskommt ein kläglicher Stimmklang. Gern versuchen wir die fehlende Kraft von unten dann mit Druck aus dem Kehlkopf auszugleichen. Eine wenig effektive und tatsächlich unphysiologische Nutzung des Stimmapparates, die zu unnötigen Belastungen oder gar langfristigen Stimmschäden führen kann.

Wenn Sie also eine feste, gesunde und kräftige Stimme haben wollen, dann sollten Sie unten anfangen mit der Arbeit. Haben wir Sie überzeugt? Sind Sie bereit für die erste Atemübung?

🎙 STIMMÜBUNG

DEN ATEM SPÜREN Wenn Sie nun in der Bahn oder an der Bushaltestelle sitzen oder mit dem Fahrrad oder Auto wartend vor der Ampel stehen: Beobachten Sie zunächst einmal Ihren natürlichen Atemrhythmus. Wann hebt und senkt sich der Brustkorb? Machen Sie eine Pause zwischen Ein- und Ausatmung? Atmen Sie tief ein und aus, oder strömt die Luft nur oberflächlich in Ihre Lunge?

Nun verlängern wir die Ausatmung, fokussieren einen Punkt auf Augenhöhe vor uns und lassen die Luft langsam und gleichmäßig auf »psssss« ausströmen. Stellen Sie sich vor, dass Sie vor sich ein kleines Windrad haben, das Sie gleichmäßig antreiben möchten. Wiederholen Sie diese Übung zwei- bis dreimal ruhig und konzentriert.

Diese Übung ist perfekt, um Zwerchfell und Stützmuskulatur sanft zu aktivieren und auf einen Tag mit viel Kommunikation vorzubereiten – ein Mini-Ausdauertraining für Ihre Atemmuskeln. Gleichzeitig wirkt diese Übung zentrierend. Wenn Sie also während eines langen Bürotages den Fokus verloren haben, ziehen Sie sich für einen Moment zurück und genießen Sie ein entspanntes »Psssss«. Alternativ und für ein bisschen Abwechslung können Sie diese Übung auch auf »fffff« machen.

DAS ZWERCHFELL AKTIVIEREN   Jetzt werden wir mal etwas dynamischer. Legen Sie Ihre Hände auf Ihre Körpermitte oberhalb Ihres Nabels. Alternativ rechts und links an Ihre Flanken. Stellen Sie sich vor, dass Sie eine Katze wegscheuchen: ksch, ksch, ksch. Na, spüren Sie die Bewegung rund um Ihren Bauchraum? Hier nehmen Sie das Heben und Senken Ihres Zwerchfells wahr. Nach jedem Ksch-Impuls springt das Zwerchfell wieder in seine ursprüngliche kuppelartige Form zurück.

Nun werden wir etwas rhythmischer. Sprechen Sie nacheinander folgende Konsonanten aus: s s s, t t t, f f f, p p p, sch sch sch, k k k. Jeder Konsonant bekommt einen neuen kräftigen Atemimpuls. Arbeiten Sie in einem federnden, gleichmäßigen Rhythmus. Wiederholen Sie die Übung fünf- bis zehnmal, und steigern Sie sukzessive Ihr Tempo.

Diese Übung ist perfekt, um das Zwerchfell flexibel und leistungsstark zu halten. Wenn wir oben vom Ausdauertraining gesprochen haben, so ist dieses hier Ihr kleines Intervalltraining.

Und wenn Sie befürchten, dass Ihnen Ihre Mitmenschen auf der Straße, in der Bahn oder auf dem Rad nun den Vogel zeigen, wenn Sie diese »seltsam anmutenden« Geräusche auf dem Weg zur Arbeit von sich geben, so bekommen Sie hier noch die etwas lautlosere Variante serviert: Atmen Sie dafür in kleinen Stößen durch die Nase aus, und stellen Sie sich

KSCH

vor, dass Sie mit dem Luftstrom ein zerknülltes Stück Papier wegpusten. Versuchen Sie drei Runden à zehn Atemstöße zu machen.

Einen ähnlich guten Trainingseffekt für das Zwerchfell haben Sie übrigens, wenn Sie einfach mal herzhaft lachen. Sie finden bestimmt einen Grund, und notfalls lachen Sie über sich selbst oder schauen sich Hunde- und Katzenvideos auf YouTube an. Lachen tut nicht nur der Seele gut, sondern bringt das Zwerchfell richtig zum Beben. Nicht umsonst spricht man von einer »Zwerchfellattacke«.

Nun aber ab ins Büro. Versorgt mit unserem Guten-Morgen-Endorphin-Cocktail dürften Sie jetzt leichtfüßig die Treppen hochflitzen und mit einem Lächeln auf den Lippen die Bürotür öffnen.

AUF DIE LÄNGE KOMMT ES AN! ÜBER ADAMSÄPFEL, STIMMLIPPEN UND PUBERTIERENDE JUNGS

Haben Sie sich schon einmal gefragt, warum der Adamsapfel bei Männern größer und ausgeprägter ist als bei Frauen? Ja, es hat mit der Länge zu tun, und zwar mit der Länge der Stimmlippen. Die Stimmlippen liegen in unserem Kehlkopf und bestehen aus Stimmmuskel (Musculus vocalis), Stimmband und einem sie umgebenden zarten Epithel.

Während in der Kindheit Männlein und Weiblein mit etwa gleich großen Exemplaren ausgestattet sind, wachsen die männlichen in der Pubertät um das Doppelte an, beim weiblichen Geschlecht dagegen nur um ein Drittel. Das bedeutet, dass die männlichen Stimmlippen schlichtweg mehr Platz brauchen. Den schaffen sie sich durch den hervorstehenden Schildknorpel, der umgangssprachlich besser als Adamsapfel bekannt ist.

Durch die beim Jungen umfangreicheren Umbauprozesse im Kehlkopf kommt es zum Stimmbruch. Es dauert einfach ein bisschen, bis sich das System neu justiert hat und die Feinabstimmung bei der Stimmgebung wieder funktioniert. Bis dahin kann man(n) sich über manch ungewollt komische Situation freuen mit sich überschlagender Stimme und Tendenz zur Heiserkeit.

Aber kommen wir noch mal zurück zur Länge und nehmen wir das Thema »Dicke« gleich mit auf. Grundsätzlich gilt: Je länger die Stimmlippen, desto tiefer die Stimme. Je dicker, desto dunkler und schwerer der Vokalklang.

Bei Männern, die im Bass singen, können wir also von kräftigen, langen Stimmlippen ausgehen, die vergleichsweise langsam schwingen. Bei Sopranistinnen mit einem glockenhellen Sound sind eher kurze und feine Stimmbänder zu erwarten, die sehr schnell schwingen. Alles klar?

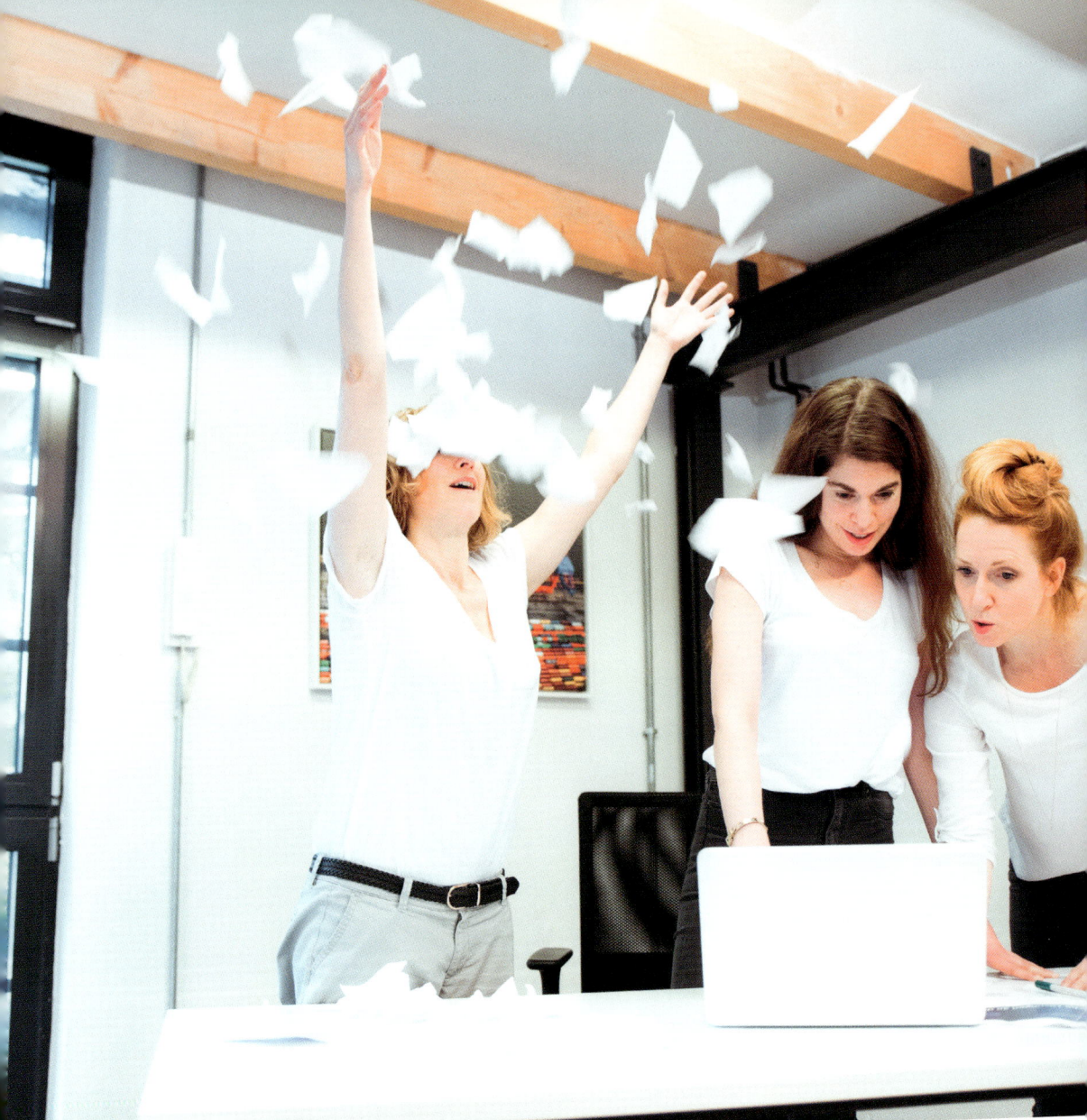

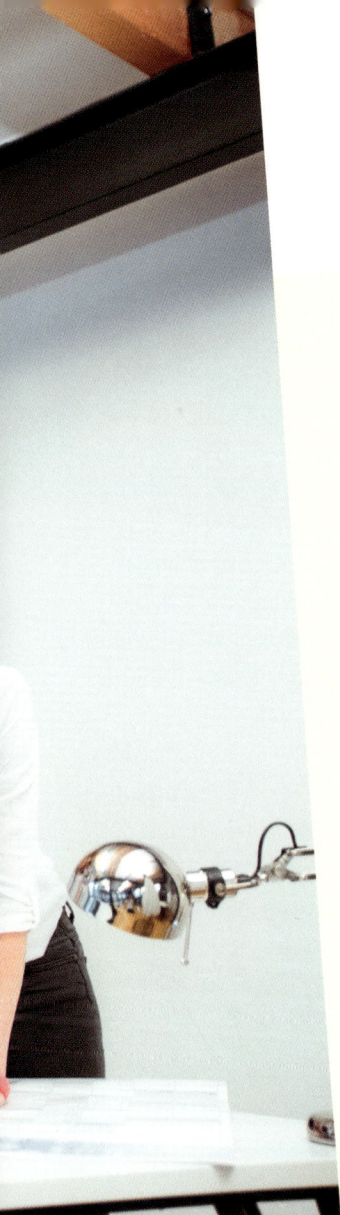

KAPITEL 3

Mit Leichtigkeit durch den Tag

Wie Sie erfolgreich strukturieren und Prioritäten setzen

Vielleicht munter zunickend den Pförtner passiert, die Lieblingskollegin begrüßt und via Aufzug, Treppe oder gar ebenerdig am eigenen Schreibtisch angekommen – jetzt beginnt Ihr eigentliches Tagewerk. Ohne Hektik und Hast, dafür mit randvollem Kaffeebecher (oder sonstiger flüssiger oder fester Nervennahrung) starten Sie Ihren Computer oder andere Gerätschaften, die Sie in Ihrer »Zunft« benötigen.

Nehmen Sie sich einen Augenblick Zeit, und verschaffen Sie sich einen Überblick, was heute erledigt werden will oder gar »muss«. Kennen Sie den fernöstlichen Aphorismus »Wenn du es eilig hast, gehe langsam«? Selbst bei einem Arbeitstag mit enggestrickten Terminen ist das ein sinnvolles Credo! All die drängelnden E-Mails, Abgabefristen und um Besprechungstermine bittenden Kollegen bleiben jetzt mal kurz außen vor.

Geben Sie Ihrem Tagesablauf eine Struktur, damit Sie sich im To-do-Dschungel nicht verlieren. Nichts verursacht so viel Stress wie »Kontrollverlust« und das Gefühl, nicht mehr Herr der eigenen (Termin-)Lage zu sein. Wir geben Ihnen ein paar Tipps, wie Sie Prioritäten setzen und die Informationsflut erfolgreich meistern können. Und keine Sorge: Kurzfristige Kurskorrekturen sind immer möglich, da bleiben wir so geschmeidig wie Lianen im Urwald. Was der Körper und die Stimme mit Struktur zu tun haben, das verraten wir Ihnen dann später.

KOPFÜBUNG

AUFGABEN GEKONNT STRUKTURIEREN Vielleicht kennen Sie die »Eisenhower-Matrix«, benannt nach dem ehemaligen US-Präsidenten, der diese einfache wie geniale Zeitplanungstechnik angeblich angewendet und seinen Mitarbeitern empfohlen hat.

Teilen Sie Ihre To-dos in vier unterschiedliche Kategorien ein, um souverän zu entscheiden, womit Sie sich zunächst beschäftigen wollen oder sollen.

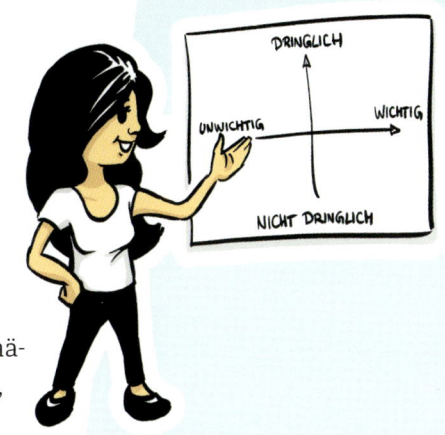

Die Kategorisierung entscheiden Sie anhand von zwei simplen Parametern. Zunächst bestimmen Sie die Wichtigkeit einer Aufgabe. Was ist wichtig? Letzten Endes ist eine Aufgabe »wichtig«, wenn Sie diese näher zu Ihrem Ziel bringt, »unwichtig« ist dagegen alles, das nichts zu Ihrem Ziel beiträgt.

Zu banal?

Als zweites Entscheidungskriterium für die Wahl der Aufgabenschublade bringt Eisenhower die »Dringlichkeit« ins Spiel: Dringend ist Ihre Aufgabe dann, wenn diese zeitnah (der bettelnde Kunde, der mahnende Kollege, der jammernde Chef) im wahrsten Sinne des Wortes »vom Zettel« sein muss. Sofern es in der näheren Zukunft jedoch einerlei ist, wann Sie diese Aufgabe erledigen, so vergeben Sie einfach das Siegel »nicht dringend«.

Mit nur diesen beiden Parametern, die in Matrixmanier auf einer waagerechten und einer senkrechten Achse eingetragen werden, können Sie Ihre täglichen Tätigkeiten in vier Quadranten einteilen.

Nun schlagen Sie sich in diesem Werk nicht nur mit der Merkmethode der alten Griechen herum, sondern auch noch mit »Ike« Eisenhowers Terminplanung der fünfziger Jahre! Sie merken schon – die alten Klassiker wirken.

Als fixe Einstiegshilfe und Entscheidung, in welcher der vier Schubladen Ihre To-dos landen mögen:

- Wichtig und dringlich – Prio 1: Es geht um die Zielerreichung und Licht im Termintunnel. Am besten gleich sofort und vor allem in Eigenregie erledigen. Auch hier greift der mitunter inflationär gebrauchte Grundsatz: »Je eher daran, desto eher davon.«
- Dringlich, aber nicht wichtig: Okay, eine baldige Erledigung ist vonnöten,

jedoch ist es nicht unbedingt erforderlich, dass Sie selbst am Drücker sind. Vielleicht können Sie die Aufgabe delegieren?

▸ Wichtig, aber nicht dringlich: Bleiben Sie hier als Steuermann an Bord, da diese Aufgaben für die Zielerreichung wichtig sind.

Das Gute an diesem Quadranten – hier dürfen Sie die Dinge mit bestem Gewissen zeitlich auch auf einen späteren Zeitpunkt (Tag? Woche?) verschieben. Aber bleiben Sie konkret, und setzen Sie sich am besten einen fixen Termin, sonst geht die »wichtige« Aufgabe über die Tischkante.

▸ Sie ahnen es schon: Die letzte Kategorie gleicht einem entlastenden Termin-Komposthaufen – weg damit! Weder wichtig noch dringlich: Hierbei handelt es sich um Aufgaben und Termine, die Sie Ihren Zielen nicht näherbringen. Und jetzt wird es genial: Es ist zudem egal, wann sie erledigt werden. Lassen Sie diese Aufgaben doch im Zweifel einfach mal komplett liegen. Möglicherweise ist das auch ein schönes Übungsfeld, um mit ungefährlichen Dingen mal das befreiende »Loslassen« zu üben.

Wer nun noch die Stirn gegenüber der amerikanisch-präsidialen Terminplanung runzeln sollte, dem gestatten wir natürlich die Kritik zu, denn: Wie mögen, wollen, können Sie entscheiden, was wichtig und was dringlich ist? Zugegebenermaßen sind die Entscheidungsgrundlagen aus den Zeiten des Zweiten Weltkrieges nicht unbedingt auf das eher friedliche Büro-Schlachtfeld zu übertragen, aber dennoch bieten die vier Felder eine gute, flinke und einfache Möglichkeit, um Ihrem Tag eine überschaubare und entlastende Struktur zu geben.

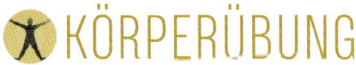

KÖRPERÜBUNG

AUFGERICHTET SITZEN Was hat der Körper mit den Themen Struktur, Informationsflut und Termin-Tornados zu tun? Mehr als Sie vielleicht zunächst denken mögen: Denn Sie können Ihrem Körper mit ein wenig

Struktur etwas Gutes tun, indem Sie sich ganz bewusst vom unteren über den mittleren bis hin zum oberen Rücken und Ihren Schultern auf dem Bürostuhl aufrichten – so banal, so genial.

Das bewusst aufrechte und gerade Sitzen soll nicht an einen Zinnsoldaten oder verschluckten Stock erinnern und auch nicht an leidige »Kind, nun sitz gerade«-Ermahnungen am Esstisch; vielmehr können Sie Ihre Rückenmuskulatur selbst im statischen Sitzen trainieren. Ihre Muskulatur muss selbst bei der haltenden Sitzposition »arbeiten«, sofern Sie sich bewusst aufrichten, dabei gleichzeitig die Schultern absenken, die Schulterblätter leicht zueinander ziehen und das Brustbein marginal heben. Beide Füße stehen indes hüftbreit auf der Erde und Sie rutschen mit Ihrem Gesäß an das vordere Drittel der Sitzfläche, beide Arme sind circa 90 Grad angewinkelt. Und wenn Sie jetzt nicht vergessen zu atmen und zu lächeln: perfekt!

DIE BECKENWIPPE FÜR EINEN FLEXIBLEN RÜCKEN Und als körperliches Zubrot für die »strukturierte aufrechte Wirbelsäule« ist es ebenso wichtig, die Sitzposition immer mal wieder zu verändern. Kippen Sie Ihr Becken vor und zurück, während Sie sitzen, um vor allem den unteren Teil der Wirbelsäule flexibel zu halten. Diese Übung wird auch als Beckenwippe bezeichnet.

Mit der Einatmung schieben Sie Ihr Becken nach hinten und richten die Wirbelsäule auf, mit der Ausatmung runden Sie bewusst den unteren Rücken ein und schieben Ihr Becken nach vorne. Ergänzend können Sie abwechselnd jeweils eine Gesäßhälfte bewusst vom Stuhl anheben und wieder absenken – in dieser hin- und herwippenden Sitzposition bieten Sie der Muskulatur wieder die Mobilität, die sie nach der »statischen Haltung« benötigt.

Beim ersten Mal fragt möglicherweise noch der Sitznachbar, ob vielleicht die Blase drückt. Doch mit der ein-

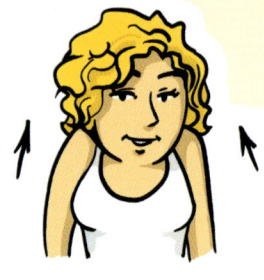
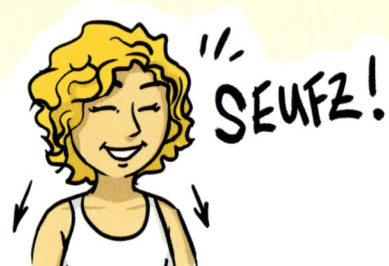

fachen wie verschwöreri-
schen Erklärung, dass Sie Ihren
Rücken mobilisieren, dürften Sie bestenfalls fix »Mit-Turner« haben.

Und vielleicht laden Sie Ihren Bürogenossen dann gleich noch auf einen gemeinsamen »Seufzer der Erleichterung« ein. Er entspannt maximal Nacken- und Schultermuskulatur und entlässt Ballast aus der Tiefe der (Büro-)Seele! Einatmend ziehen Sie die Schultern hoch zu den Ohren, und ausatmend lassen Sie diese bewusst und locker fallen und seufzen – gern hörbar – schmachtvoll aus! Es wirkt, hilft, befreit. Versprochen!

DIE WIRBELSÄULE – UNSER ENERGIEKANAL

Es gilt für Hund, Katze und auch Mensch gleichermaßen: Die Wirbelsäule verbindet alle Skelettteile miteinander und verläuft vom Schädelansatz bis zum Kreuzbein. Der lebenslange Fulltime-Job dieser Knorpelkette ist es, den Körper zu stützen.

Mitunter können schon häufig kleinere Bewegungseinschränkungen und leichte Schmerzen umschifft werden, wenn wir uns bewusst aufrichten und den langen Rückenstrecker aktivieren.

Genauso wichtig: die Entspannung für unsere Bandscheiben, auf die täglich – vor allem im Sitzen – ein Vielfaches unseres Gewichts drückt. Bei einem circa 75 Kilogramm schweren Menschen beträgt der Druck auf die unterste Bandscheibe beim Sitzen mit rundem Rücken schon bis zu 180 Kilogramm. Yoga-Übungen mit vielerlei Drehbewegungen für den Rücken regen den Stoffwechsel der Bandscheiben und des Rückenmarks an.

Die Bandscheiben, unsere Puffer, werden mitunter stark zusammengedrückt (zum Beispiel beim »Drehsitz«, dazu später mehr) und durch diese »Belastung« werden Abfallstoffe förmlich herausgepresst – Entgiftung pur! Bei der darauffolgenden Entspannung, das heißt, wenn die Wirbelsäule nach der Verdrehung wieder in die Ausgangsposition gelangt, können sie sich wieder richtig vollsaugen und frische Nährstoffe aufnehmen.

STIMMÜBUNG

Und jetzt sind Sie gespannt, was wir Ihnen für Ihre Stimme präsentieren, oder? Nun, wir verzichten darauf, Sie in Eisenhower-Manier Marschbefehle herunterbeten zu lassen. Und ein lautstarker militärischer Ton ist beileibe nicht notwendig, um vom Gegenüber erhört und verstanden zu werden. Geben Sie Ihrer Sprache einfach ein bisschen mehr Struktur beziehungsweise Kontur, und schon wird man Ihnen aufmerksam und mit Freude lauschen. Und ja, Sie haben richtig geraten, es geht nun um das Thema Artikulation.

Natürlich gehen wir alle gern den Weg des geringsten Widerstandes. Warum sollte das bei unseren Artikulationswerkzeugen anders sein? Anstatt sich dynamisch zu bewegen und sich freudig nach links und rechts, nach oben und unten zu strecken, befinden sich auch Mund, Zunge und unterer Kiefer lieber im Ruhezustand. So verschlucken wir manche Silbe, überspringen gar manches Wort und fühlen uns irgendwie unverstanden.

Anstatt zahlreiche Business- oder Beziehungsratgeber zu lesen und viel Geld für Ihren Life-Coach auszugeben, treten Sie sich jetzt einfach mal selbst in den Allerwertesten, und gießen Sie Ihren Sprachbrei stattdessen in eine klare Form. Folgende Übungen helfen gegen Mundfaulheit und Nuscheln und bringen Ihre Sprechmuskulatur mächtig in Schwung.

GESICHTSGYMNASTIK Beginnen wir mit ein bisschen Gesichtsgymnastik. Das machen übrigens nicht nur Redner, Schauspieler und Sänger, sondern auch Models, und zwar um ihre straffe Gesichtskontur zu bewahren. Ein Grund mehr, um regelmäßig zu trainieren, oder?

Formen Sie mit Ihren Lippen abwechselnd einen Spitzmund und ein breites Grinsen. Dann öffnen Sie Ihren Mund so weit wie möglich und strecken Sie die Zunge so weit heraus, wie Sie können. Bleiben Sie gern für einige Sekunden in dieser Position, genießen Sie den Stretch! Schließen Sie den Mund wieder etwas und fahren Sie nun mit Ihrer Zungenspitze in kreisenden Bewegungen über Ihre vorderen Schneidezähne. Ändern Sie die Richtung nach drei bis fünf Wiederholungen.

ARTIKULATIONSÜBUNGEN Weiter geht's. Diese Sprechübungen können Sie sowohl laut (wenn Sie allein im Büro sind oder doch heimlich außerhalb des Jobs üben) als auch lautlos ausführen.

Artikulieren Sie jeweils dreimal hintereinander folgende Wörter und vergessen Sie nicht, Ihren Mund und Unterkiefer zu bewegen. Variieren Sie die Tonhöhen, und werden Sie nach jeder Wiederholung schneller. Achten Sie darauf, dass Sie sowohl die Vokale als auch die Konsonanten deutlich aussprechen. Letztere dienen als Sprungbrett, um sauber in die eigentlichen Klangträger, die Vokale und Umlaute, zu kommen.

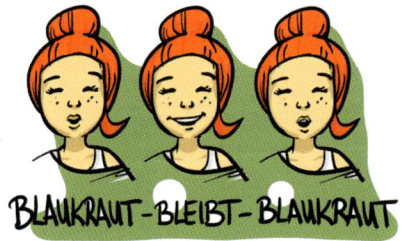

BLAUKRAUT-BLEIBT-BLAUKRAUT

Kanu, Kanu, Kanu, Kanu, Kanu
Nano, Nano, Nano, Nano, Nano
Lama, Lama, Lama, Lama, Lama
Allee, Allee, Allee, Allee, Allee
Dalli, Dalli, Dalli, Dalli, Dalli,
Mähne, Mähne, Mähne, Mähne, Mähne
Löwe, Löwe, Löwe, Löwe, Löwe
Bühne, Bühne, Bühne, Bühne, Bühne

Bereit für die tägliche Kommunikationsbühne? Oder wollen Sie noch mehr? Für alle, die jetzt begeistert Ja schreien, haben wir jetzt noch die Mutter aller Artikulationsübungen: Zungenbrecher! Fangen wir harmlos an, und sprechen Sie bitte mehrmals hintereinander:
Rosa Linolboden, lila Linolboden, rosa Linolboden, lila Linolboden

Weiter geht's mit einem Klassiker:
Blaukraut bleibt Blaukraut und Brautkleid bleibt Brautkleid.

Und nun werden wir internationaler:
Red berry, yellow berry, red berry, yellow berry, red berry, yellow berry

Na, sind Sie gestolpert? Wenn ja, Übung hilft! Täglich drei Minuten Zeitinvestition und Ihre Sprache wird mehr und mehr an Kontur und Ihr Stimmauftritt an Ausdrucksstärke gewinnen.

Übrigens, wenn Sie klar artikuliert sprechen, braucht es gar nicht so viel Lautstärke und Anstrengung, damit Ihr Gegenüber Sie versteht. Vergleichen Sie das Ganze mit einer Zeichnung, die einmal mit einem schwarzen dicken Filzstift und einmal mit einem verwaschenen Aquarellstift gemacht wurde. Welche können Sie aus der Ferne besser entschlüsseln? Richtig, die mit dem dicken Filzstift. Das ist doch ein überzeugendes Argument für eine regelmäßige Stimmgymnastik-Einheit, oder?

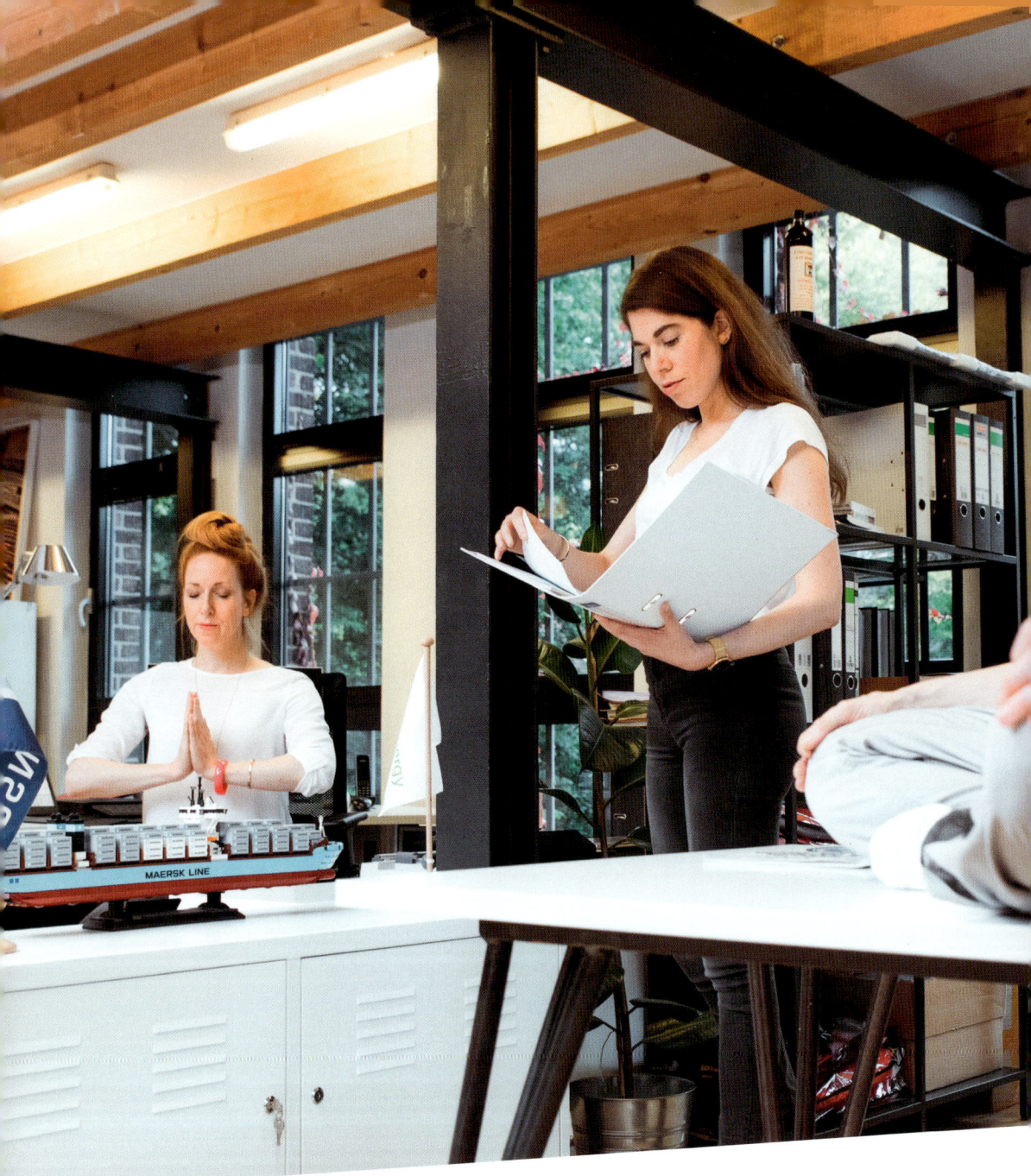

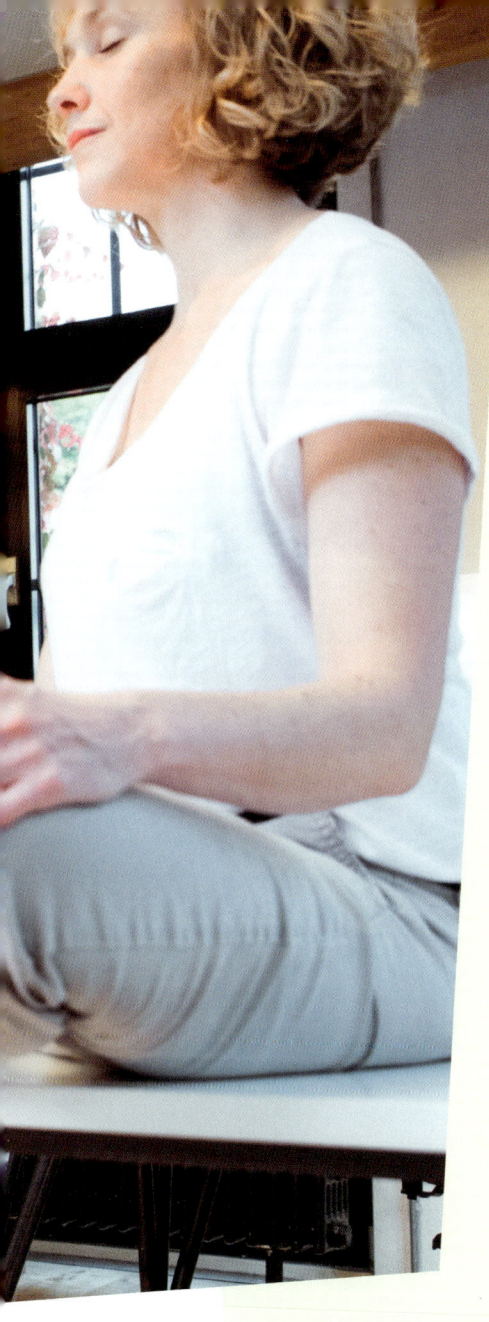

KAPITEL 4

Tatort Großraumbüro

Fokussiert bleiben bei hohem Grundrauschen

Egal, wo Sie sich auch eingerichtet haben, im stillen Kämmerchen, in der Einzel-Denkzelle, der Zweier-Kollegen-Kombüse oder gleich mit der gesamten Mannschaft im Großraumbüro: Unabhängig von der Sitzsituation kämpfen wir alle immer wieder mit der Konzentration, häufig herausgefordert durch das allgemeine »Grundrauschen« aus Mensch und Maschine.

Ob gellende Kollegenorgane, Stimmengewirr, Telefonläuten oder zahlreiche Töne unserer digitalen Helfer – es ist nicht gerade förderlich für die Konzentration, wenn alle Kollegen mitanhören »dürfen«, wenn den Kollegen die nächste Handynachricht mit dem Schweinegrunzen-Ton erreicht oder das Telefonklingeln vom Azubi an den letzten Discobesuch auf Malle erinnert.

Geräuschloses Miteinander, Bohnen in die Ohren, Lärmschutzkopfhörer? Das ist auch keine gute Lösung für ein dynamisches und kommunikatives Miteinander. Da hilft es nur, an der eigenen Fokussierung zu arbeiten. Wie bleiben wir trotz und mit hohem Grundrauschen dauerhaft konzentriert?

WIE UNSER HIRN ARBEITET: ÜBER ARBEITSSPEICHER, LANGZEITGEDÄCHTNIS UND DAS LIMBISCHE SYSTEM

Unser Kurzzeitgedächtnis wird salopp auch gern als »Arbeitsspeicher« bezeichnet. Dieser Bereich in unserem Kopf gibt die sprichwörtliche Taktung und die Verarbeitungsgeschwindigkeit von Informationen wieder. Wie schnell können wir verstehen, reagieren, umsetzen, uns erinnern, begrei-

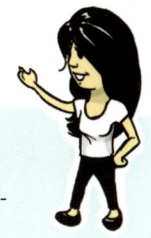

fen, formulieren? Also Dinge, die wir im tagtäglichen Tun benötigen, um unser Pensum zu bewältigen. Generell unterscheiden wir sogar grob drei Speicher: Das Ultrakurzzeit-Gedächtnis beziehungsweise unseren sensorischen Speicher, das Kurzzeitgedächtnis und das Langzeitgedächtnis.

Was entscheidet nun eigentlich darüber, was in welchem Bereich wie lange hängen- oder eben nicht hängenbleibt? Und wie bekommen wir die Informationen wieder an die Oberfläche? Sie erinnern sich (klar!) an die Erklärung der Loci-Methode zu Beginn des Buches? Sofern diese Information nur Ihr UKZG (Ultrakurzzeitgedächtnis) gestreift haben sollte, hier noch mal flink eine stark vereinfachte Erklärung:

Informationen – ganz gleicher welcher Art, ob substanzielle neue Erkenntnisse aus dem Bereich der Kernphysik oder ein Social-Media-Post eines D-Promis über den Einkauf neuer Schuhe, erreichen über unsere verschiedenen Sinnesorgane das UKGZ, den sensorischen Speicher.

Von hier aus rutschen die Informationen – sofern Sie nicht unfassbar banaler Natur sind (siehe oben) durch das limbische System ins Kurzzeitgedächtnis, unseren Arbeitsspeicher.

Mit je mehr Sinnen wir neue Infos aufgenommen haben und je emotionaler (ganz gleich ob albern, peinlich, traurig, lustig, schön, ekelig, grotesk) die Information von uns bewertet wird, desto größer ist die Chance, dass wir diese nicht oder gar nie mehr vergessen (denken Sie an das Ereignis 9/11 oder noch lieber an das Wetter an Ihrem Hochzeitstag).

Hochgradig emotionale Informationen landen häufig zudem direkt und ohne Umweg im LZG (Langzeitgedächtnis).

Auf der »regulären Route« stoppen die Infos aber nach dem limbischen System zunächst im Kurzzeitgedächtnis. Hier warten zwei Töpfe: »Ex und hopp« oder »Ab ins Langzeitgedächtnis«. Das ist übrigens fürs Lernen, Behalten, Erinnern und Abrufen oder Vergessen und Überlagern zuständig.

Unser Arbeitsspeicher hat ungefähr (!) eine Merkspanne von 7 +/- 2 »Dingen«. Und bei den »Dingen« ist es unserem Gehirn total egal, ob es sich dabei um Namen, Zahlen, Sätze oder jedwede Fakten handelt, da er solche Infos zu sogenannten »*chunks*« (Bündeln) zusammenpackt. Sobald mehr auf unsere Oberstube einprasselt, wird es verdammt schwierig. Der Einsatz von Merkmethoden macht sich hier bezahlt!

Wichtig für unsere Merkfähigkeit ist die Verarbeitungsgeschwindigkeit unseres Arbeitsspeichers – und der wird an jedem Tag arg in Anspruch genommen. In der Regel beträgt sie zwischen wenigen Minuten und ein paar Tagen, je nach Relevanz.

Das »Tätigkeitsprofil« unseres KZG:
- ▶ Infos aus dem sensorischen Speicher ziehen,
- ▶ Infos encodiert ins Langzeitgedächtnis übergeben,
- ▶ Infos aus dem Langzeitgedächtnis decodieren.

Was für eine handfeste Informationsübergabe vom KZG ins LZG vonnöten ist, erfahren Sie noch genauer im nachfolgenden Kapitel rund um gutes Namenlernen und -behalten.

Schon im Jahre 2004 hatte die Computerwissenschaftlerin Gloria Mark von der University of California in ihrer Studie herausgefunden, dass sich der durchschnittliche Büroarbeiter alle 11 Minuten unterbrechen lässt (*ZEIT online* vom 9.11.2006). Mehr als eine Dekade später dürfte sich die Fokuszeit vermutlich noch verringert haben.

Gloria Mark entdeckte, dass es zum damaligen Zeitpunkt ungefähr 25 Minuten dauerte, bis ein Mitarbeiter sich nach einer Ablenkung – und dem Zuwenden zu mindestens zwei anderen Tätigkeiten – erneut der eigentlichen Tätigkeit widmete. Um das Chaos perfekt zu machen: Binnen des Unterbrechungsfluchs prasseln schon wieder neue Aufgaben auf den Bürosapiens ein, ob mit Ton oder ohne.

Und bis wir durchschnittlich unser vorheriges Fokus-Level erreicht haben, das wir vor der Unterbrechung hatten, vergehen ungefähr acht

Minuten – somit bleiben noch satte 180 Sekunden, bis die nächste Unterbrechung ruft. Herzlichen Glückwunsch an die Produktivität!

Darum tut es unserem allgemeinen Wohlgefühl und dem Arbeits-Output gut, den Tatort »Großraumbüro« mit seinen zahlreichen Unterbrechungen mittels Eigen-Fokus in die Schranken zu weisen.

Im Übrigen ist es eine Mär, dass unser Gehirn (gern auch dem weibli chen Geschlecht auf die Fahnen geschrieben) Multitasking liebe und dazu angelegt sei. Im Gegenteil: Unser Kopf liebt Monotasking und den Fokus auf *eine* Sache.

Der ein oder andere gerät vielleicht beim »Poly-Fokus« (schon wortwörtlich ein Widerspruch) in einen geschäftigen Adrenalinrausch, die faktische Leistungsfähigkeit geht jedoch steil bergab, wie schon der amerikanische Psychiater Edward Hallowell herausfand. Dieser diagnostizierte »Zerstreutheit als Eigenschaft«. Es sei daher im Interesse von Firmen, ihre Mitarbeiter zu schützen und den Menschen Zeit zum Nachdenken zu geben.

Wie soll das gehen? Großraumbüros in amerikanische Pappzellen umbauen? Die deutsche Innenarchitektenszene dürfte in die Hände klatschen – es geht aber auch einfacher und ohne bauliche Maßnahmen.

KOPFÜBUNG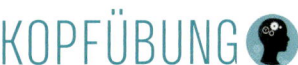

DIE POMODORO-TECHNIK Die Pomodoro-Technik (nach ital. *pomodoro* = Tomate, da der Erfinder dieser Zeitmanagementmethode, Francesco Cirillo, einen Kuchenkurzzeitwecker in Gestalt einer Tomate nutzte) besteht aus fünf Schritten:

1 Formulieren Sie Ihre Aufgabe schriftlich.
2 Stellen Sie den Kurzzeitwecker auf 25 Minuten.
3 Arbeiten Sie an Ihrer Aufgabe bis zum Weckerklingen.
4 Machen Sie eine Pause von 5 Minuten – dann geht es weiter.
5 Gönnen Sie sich nach vier *pomodori* eine längere Pause von 15 bis 20 Minuten.

Diese simple Methode basiert auf der Idee, dass kurze, häufige Pausen unsere geistige Flexibilität verbessern können (ausführlicher dazu: Staffan Nöteberg: *Die Pomodoro-Technik in der Praxis*, Heidelberg 2011).

Und noch ein – vermeintlich – einfacher Tipp: Mitunter bewirkt auch ein höfliches und bestimmtes Nein wahre Wunder, wenn es um die Eliminierung von Zeitfressern und Nebenkriegsschauplätzen geht. Sie müssen nicht immer derjenige Kollege sein, der jeden Wunsch und jede Bitte vom Schreibtisch schräg gegenüber, ohne mit der Wimper zu zucken, schultert.

Probieren Sie das Nein bei harmlosen Fragen und Bitten aus. Sie werden entdecken, dass es Ihnen fortlaufend leichter gelingt, die vier Buchstaben über die Lippen zu bringen, wenn man Ihnen auf den letzten Drücker auf dem brechendvollen Schreibtisch noch eine weitere Projektmappe »unterjubeln« möchte, weil Sie bisher unter dem Label »fleißige Biene« oder für die Herren »Terminator« liefen oder laufen wollten. Seien Sie sich sicher: Auch nach einem erneuten Nein wird Sie der Kollege oder die Kollegin, mit dem oder der Sie ohnehin gern zusammenarbeiten, auch weiterhin mögen.

Als unerschöpfliche Optimisten möchten wir das Großraumbüro jedoch nicht per se madig machen und zur ohrenbetäubenden Dauerbauerstelle à la Potsdamer Platz erklären. Die räumliche Nähe zu den vielen Kollegen bietet Ihnen schließlich auch eine Menge Vorteile – und als Bewegungsbegeisterte meinen wir nicht die kurzen Wege für Faulpelze und Freunde des Sitzens. Denn gleichzeitig ist der Ort ein möglicher »Festplatz« für eine gute Kommunikation untereinander. Sie können sich gegenseitig motivieren, zusammen lachen, voneinander lernen und sich offen austauschen. Und wenn alle einen respektvollen Umgang miteinander pflegen und fachliche Gespräche nicht über »Köpfe hinweg« geführt werden, profitieren alle von dem Miteinander in einem Boot.

Übrigens wirken ansonsten – ganz nüchtern und sachlich als Lärm- und Konzentrationsstütze – große Grünpflanzen und mobile Stellwände wahre Wunder.

Doch auf welche Art und Weise können wir unserem Körper auf den firmeninternen und mitunter lärmintensiven, digitalen und analogen »Großbaustellen« etwas Ruhe und Konzentration gönnen?

KÖRPERÜBUNG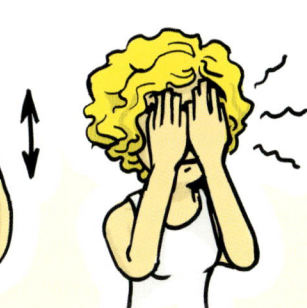

AUSZEIT FÜR DIE AUGEN   Unabhängig davon, ob Sie ganztägig auf einen viereckigen, beleuchteten Kasten gucken oder vielleicht Papier-Vielleser sind: Durch und mit unseren Augen können wir uns sinnlich beziehungsweise sinnhaft konzentrieren oder entspannt zurückziehen.

Wenn es hoch hergeht und Sie sich einen winzigen Moment, oder vielmehr »Augenblick«, nehmen, können Sie mit der einfachen Übung »Augen palmieren« schnell zur Ruhe kommen.

Letzten Endes ist Palmieren – wenige Minuten sind ausreichend – ein bewusstes Herbeiführen einer intuitiven Entspan-

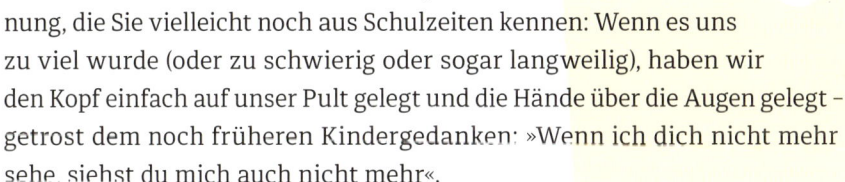

nung, die Sie vielleicht noch aus Schulzeiten kennen: Wenn es uns zu viel wurde (oder zu schwierig oder sogar langweilig), haben wir den Kopf einfach auf unser Pult gelegt und die Hände über die Augen gelegt – getrost dem noch früheren Kindergedanken: »Wenn ich dich nicht mehr sehe, siehst du mich auch nicht mehr«.

Das Geniale beim Palmieren: Sie entspannen dabei Ihre Augen, wie es selbst die Nachtruhe (die nicht immer eine Ruhe sein muss) nicht unbedingt vermag. Zudem entspannt sich nicht nur Ihr visuelles System, sondern das komplette Nervensystem, und der Blutkreislauf in Ihrem Auge harmonisiert sich. Der Sehtherapeut William Bates (1860-1931) gilt als Erfinder dieser Methode.

So geht's: Sie sitzen bequem auf Ihrem Stuhl und stützen Ihre Ellenbogen auf dem Tisch auf. Reiben Sie Ihre Hände aneinander, und legen Sie diese nun auf Ihre sanft geschlossenen Augen, und zwar so, dass die Handinnenflächen wie »gewölbte Schüsseln« über dem Auge liegen und Ihre Finger schräg zueinander auf der Stirn ruhen. Die Hände sollen jedoch nicht die Augen berühren, und von den Händen soll kein Druck ausgeübt werden. Nun atmen Sie leicht und tief in den Bauch.

Mit jeder Atmung werden Sie weicher und lockerer, atmen Sie Sorgen, Druck, Belastungen und körperliche Anspannungen einfach aus. Ihre Schultern und den Hals lassen Sie dabei ganz locker, die Augenlider sind geschlossen, und Ihre Stirn bleibt glatt und entspannt.

Nach wenigen Minuten – beziehungsweise so »lang« oder »kurz« es sich für Sie angenehm und entspannt anfühlt – öffnen Sie Ihre Augen wieder vorsichtig und beginnen leicht zu blinzeln. Und sollten Ihre Augen feucht geworden sein: ein sehr gutes Zeichen! Trockene Augen (die mitunter klimatisierte Luft im Büro als auch die Bildschirm- und Rechnerstrahlungen tun ihr Übriges) sind häufig ein Anzeichen »gestresster Augen«.

Und sollten Sie diese herrliche, blitzschnelle Entspannungsmethode weit weg vom Schreibtisch nutzen wollen: Setzen Sie sich doch einfach umgekehrt auf einen Stuhl und legen die Unterarme und Ellenbogen locker auf der Lehne ab.

Alternativ und ergänzend können Sie einfach mal für einen kurzen Moment am Schreibtisch Ihre Augen schließen und Ihre Sinne zurückfahren oder vielmehr via Augenlider zuklappen.

Ob im Dienstleistungsmetier oder zu Hause: Permanent gehen wir auf unsere Mitmenschen ein, müssen gut drauf sein, lächeln, danken, bestätigen. Um wirklich mit echter und offener Freude den Kunden, Kollegen oder Kindern zu Hause zu begegnen, ist es wichtig, auch nur einmal für winzige Momente den Fokus und die Sinne auf den ganz eigenen inneren »Kundendienst« zu lenken und innezuhalten. Augen zu!

STIMMÜBUNG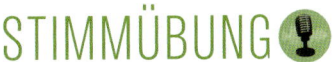

RESONANZÜBUNGEN Auch in puncto Stimme können wir einiges tun, um in unruhiger Umgebung den Fokus zu behalten beziehungsweise schnell wiederzufinden. Das Zauberwort heißt: Resonanzübungen.

Diese wirken wunderbar zentrierend und sind nebenbei wahre Klangbooster. Wenn Sie sich eine voluminöse resonanzreiche Stimme wünschen, die sich ohne großen Kraftaufwand durchsetzt, dann führt an diesen kleinen feinen Übungen kein Weg vorbei.

Die Klingerlaute m, n und ng stehen hierbei im Mittelpunkt, sanft angestimmt haben sie einen massageähnlichen Effekt auf unsere inneren Organe und wirken entspannend auf unser Nervensystem. Das Gute daran: Es reicht, diese ganz leise auszuführen. Es gibt kaum hörbare Varianten, die Sie ohne Probleme in Ihrem Büro machen können – ohne dass die Kollegen es merken oder Sie wegen Lärmbelästigung in den Keller verbannen.

Schließen Sie dafür gern die Augen, setzen Sie sich aufrecht hin, und fokussieren Sie innerlich den Punkt zwischen Ihren Augenbrauen. Entspannen Sie Ihren Unterkiefer, und atmen Sie durch die Nase ein und aus. Legen Sie eine Hand auf Ihr Brustbein, wenn Sie möchten.

Beginnen Sie nun in einer für Sie angenehmen Stimmlage leise auf mmm zu summen. Halten Sie den Ton für einige Sekunden auf der gleichen Tonhöhe. Stellen Sie sich vor, dass Sie den Klang Ihrer Stimme vorn in Ihre »Gesichtsmaske« bringen, also in den Mund-, Nasen- und Stirnraum. Ohne Druck versteht sich.

Vielleicht bemerken Sie im Bereich zwischen Unterkiefer und Schädeldecke eine leichte Vibration? Je nach Stimmlage vielleicht auch ein Kribbeln rund um Kehlkopf, Brustbein und oberen Rücken? Herzlichen Glückwunsch, alles richtiggemacht!

Wiederholen Sie diese Übung drei- bis viermal, und ändern Sie dabei die Tonhöhe. Im nächsten Schritt lassen Sie Ihre Stimme genussvoll von unten nach oben und von oben nach unten gleiten, ähnlich wie bei den »Slides«

im ersten Kapitel. Öffnen Sie Ihren Mund nun etwas, und machen Sie die gleiche Übung noch einmal auf nnn.

Sie haben gerade »sturmfrei« und sind allein im Büro? Na, dann können wir ja einen Schritt weitergehen. Stellen Sie sich einen köstlich riechenden Lunch vor, der Ihnen das Wasser im Munde zusammenlaufen lässt. Dann beginnen Sie mit einem genussreichen, langsamen und sonoren Mjam, Mjam, Mjam, Mjam, Mjam.

»Schmecken« Sie die Buchstaben, ganz so, als hätten Sie einen Löffel Ihres Lieblingsessens bereits im Mund. Lassen Sie insbesondere das »M« am Ende etwas länger klingen. Nach einigen Wiederholungen gehen wir weiter auf: Klang, Klang, Klang, Klang, Klang. Ganz monoton und auf einem Ton bleibend.

Diese ganzen Übungen erinnern Sie irgendwie an das yogische Ohm? Oder an das Amen in der Kirche? Das ist kein Zufall. Das Wissen um die Wirkung von bestimmten Lautkombinationen ist alt. Viele Kulturen, Religionen und Lehrtraditionen haben sich dieses Wissen zunutze gemacht, um sich bewusst in Stimmung zu bringen, sei es in einen ruhigen meditativen Zustand oder in einen aktiven bis angriffsbereiten.

Lautkombinationen mit Vokalen wie o und u schreibt man gemeinhin eine beruhigende Wirkung zu, während i und e als vitalisierend gelten. Das A gilt als Vokal mit öffnendem Charakter. Was gibt es auch Schöneres, als ein offenes ehrliches Jaaa (siehe Affentrommel aus dem 1. Kapitel) anzustimmen oder diesem zu lauschen?!

Und vielleicht bauen Sie sich einfach mal Ihr eigenes Mantra? Kombinieren Sie zunächst Klingerlaute mit einzelnen Vokalen und beobachten Sie die Wirkung auf Körper, Geist und Stimme. Im nächsten Schritt nutzen Sie zusätzlich Umlaute (ä, ö, ü) und Konsonanten wie b, p, j, k, d, t, f, v, w, r, s, ch, sch. Werden Sie zum Sprachforscher, und sensibilisieren Sie sich für die Klangcharakteristiken der jeweiligen Lautverbindungen!

MEIN KÖRPER IST EIN INSTRUMENT? ÜBER RESONANZ, GITARREN UND KNÖDELNDE POPSTARS

Sie erinnern sich an den Stimmexkurs im zweiten Kapitel? Da war zum ersten Mal von Resonanzräumen die Rede. Der Begriff Resonanz kommt aus dem Lateinischen und bedeutet Widerhall beziehungsweise Widerschall. Wenn wir in puncto Stimmtraining von Resonanzräumen sprechen, sind all die Luft- oder Hohlräume in unserem Körper gemeint, in denen der Schall unserer Stimme sich ausbreiten und einen Widerhall erzeugen kann. Die für uns relevanten liegen vor allem im Kopf- und Brustbereich.

Vergleichen wir unseren Körper doch einmal mit einem Instrument, genauer gesagt mit dem Corpus (lat. Körper) einer Gitarre. Der durch die in Schwingung versetzten Saiten erzeugte Schall kommt erst durch den Widerhall im Corpus zu seiner vollen Entfaltung. Wenn Sie schon einmal einer Ukulele gelauscht haben, wird Ihnen aufgefallen sein, dass dies zwar ein tolles Instrument ist, aber aus dem kleinen Corpus nicht allzu viel Klangvolumen und -vielfalt herauskommt. Bei einer guten Akustikgitarre mit entsprechend größerem Corpus hören wir dagegen eine weitaus umfangreichere Klangfülle und einen durchsetzungskräftigen Sound.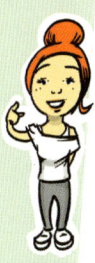

Anderes Beispiel: Vielleicht ist Ihnen auch schon einmal aufgefallen, wie anders Ihre Stimme in unterschiedlichen Räumlichkeiten klingt? Während Ihr Ton in einem Raum mit tiefen Decken und Teppichboden eher versackt und dumpf klingt, entfaltet sich Ihre Stimme in einem leeren hohen Kirchraum ganz anders. Ohne mehr Kraftanstrengung füllen Sie plötzlich eine riesige Halle. Der Hall sorgt zudem dafür, dass Ihre Stimme für Millisekunden weitergetragen wird, auch wenn Sie keinen Pieps mehr von sich geben.

Die Größe und Form unserer körpereigenen Resonanzräume ist natürlich genetisch bedingt. Je nachdem, wie wir gebaut sind, ob wir einen breiten oder engen Brustkorb, eine Riesen- oder Stupsnase, ein breitflächiges oder schmales Gesicht haben, verfügen wir über große oder eher kleine Klangkörper.

Das bedeutet allerdings nicht, dass Sie sich nun gemütlich zurücklehnen sollten. Denn: Neben der genetischen Komponente ist mitentscheidend, wie wir unsere Resonanzräume nutzen. Machen wir emotional und körperlich »auf«, so hat unsere Stimme ein großes Resonanzfeld und setzt sich selbst ohne Mikrofonverstärkung durch.

Je nachdem, wie wir unsere Resonanzräume nutzen, verändert sich unser Stimmklang. Bei einer Erkältung merken wir das sofort. Mit dichten Nasennebenhöhlen klingen wir plötzlich ganz anders.

Stimmprofis spielen teils ganz bewusst mit der Verengung und Öffnung ihrer Resonanzräume. Sie kreieren damit einen bestimmten Klangeffekt und festigen damit ihren eigenen USP (Alleinstellungsmerkmal). Was wäre schließlich ein Jan Delay ohne seinen näselnden Sound?

Sie erinnern sich an »I'm outta love« von Anastacia? Ein Song und eine Stimme mit großem Wiedererkennungswert. Anastacia verengt beim Singen den Resonanzraum Kehle und bekommt dadurch einen Sound-Effekt, der allgemein als »Knödeln« bezeichnet wird. Manch einen erinnert es auch an Kermit den Frosch. Ob das schön oder erstrebenswert ist, liegt im Ohr des Betrachters.

Sofern Ihr Berufsziel nicht Popstar ist und Sie stattdessen im Businessbereich ihr Steckenpferd haben, sei Ihnen empfohlen, mit offener, authentischer, lebendiger und volltönender Stimme zu sprechen. Resonanzübungen unterstützen Sie dabei, Ihr Klangpotenzial zur vollen Entfaltung zu bringen.

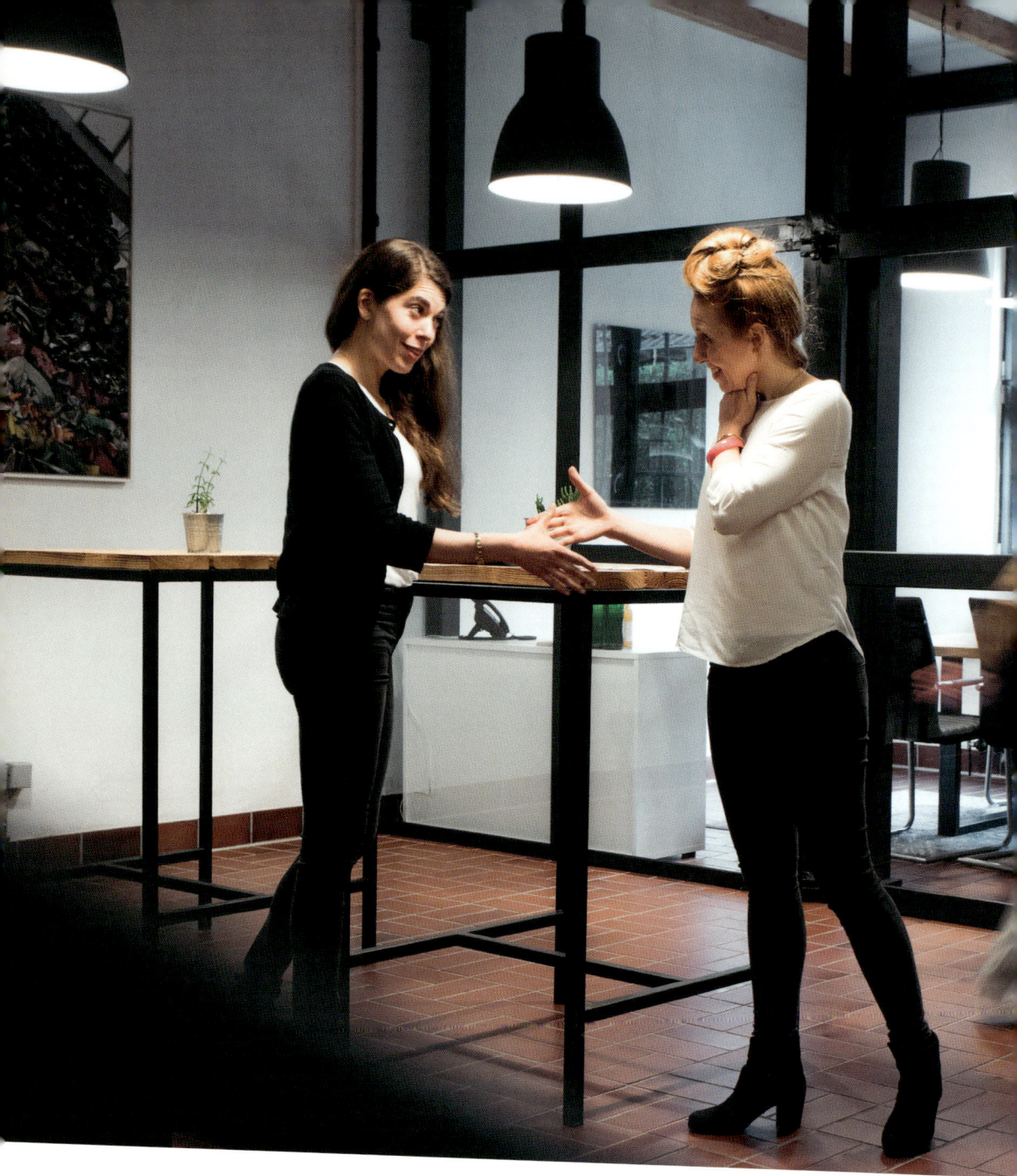

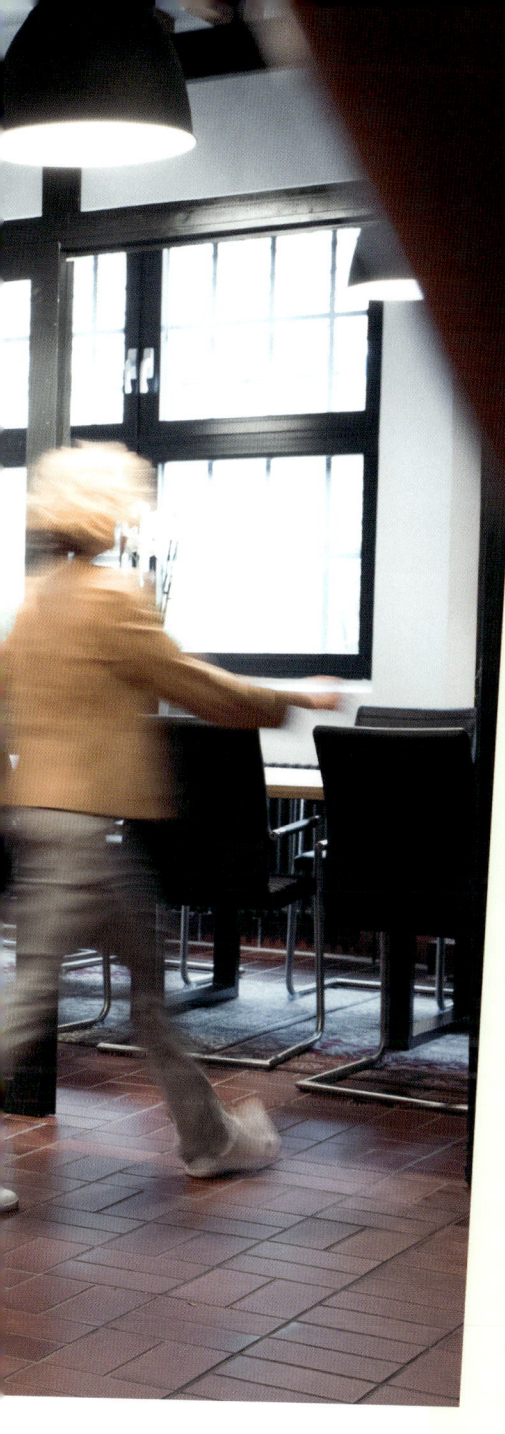

KAPITEL 5

Wie hieß der noch gleich?

Wie Namen, Fakten und Sie selbst im Gedächtnis bleiben

Keine Plattitüde wird so inflationär gebraucht wie »Ich kann mir einfach keine Namen merken«. Die gute Nachricht vornweg: Es gibt ein sehr leicht verdauliches »Kraut« für das langfristige Behalten von Namen, egal ob Vor- oder Nachname.

Bedingt durch unser Arbeitsleben lernen wir sehr häufig neue Menschen kennen – und ob wir wollen oder nicht: In der Mehrzahl ist es auch für alle Beteiligten förderlich, wenn wir die Namen behalten, ganz egal, ob möglicherweise ein neuer Kunde, Kollege oder gar Abteilungsleiter vor uns steht. Zudem freuen wir uns ebenso, wenn wir nicht nur optisch, sondern auch »namentlich« wiedererkannt werden und Geschäftspartner uns mit einem »Hallo Frau/Herr ...« begrüßen.

Und das Schöne: Auch nach Feierabend beziehungsweise fernab jedweder Arbeitssituation treffen wir möglicherweise im Supermarkt, im Sportverein, im Restaurant oder in der Kneipe alte Bekannte wieder, die alle einen (einige sogar mehrere) Namen tragen.

Würden wir jedwede Namen addieren, die uns seit Kindertagen mit Schule, Fitnessstudio und Vereinen, Freunden, Bekannten, Kommilitonen, Flirts, Nachbarn, Urlaubsbekanntschaften, Verwandten und Freunden von Freunden, Mitbewohnern, Kollegen und Mitarbeitern begegnet sind, so hätten wir vermutlich eine namentliche Sammlung von einer Vielzahl beliebter Namen. Je nach unserem Geburtsjahrgang eine auffällige Häufung der zu diesem Zeitpunkt jeweils populärsten Namen. Ohne Rechenschieber und Namenstrichliste variieren die Schätzungen diesbezüglich immens. Das eigene Naturell, ob eher intro- oder extrovertiert, und unser Beruf (Kundenkontakt?) haben zudem Einfluss auf die Anzahl der im Leben namentlich kennengelernten Menschen. Die Fülle variiert zwischen 10 000 und 30 000 Namen!

Leider sind wir alle auch noch mit einem Nachnamen gesegnet, den es – zumindest im Berufsleben – noch häufiger zu behalten und auszusprechen gilt.

Vielleicht kennen Sie die Situation des modernen »Büro-Westerns«: Zwei Angestellte laufen einander in bester Wildwest-Manier auf dem langen Büroflur entgegen. Die eine denkt: »Das ist doch der, der mit dem Herrn Schiller aus dem Vertrieb letztes Jahr ...« Genau!

Und der vermeintliche Mister X, der sich mit jedem Schritt nähert – und auch nur zu gern sofort die »Namenswaffe« zum Begrüßen abfeuern würde, wird von ähnlichen Gedanken geplagt: »Dort kommt mir doch die mit den langen braunen Locken entgegen, die Frau .... Au Backe, wie hieß sie denn noch gleich? Hoffentlich bleibt sie nicht stehen und fragt mich was ... Ich weiß doch gar nicht, wie die heißt – dabei hatte uns doch der Schiller bei unserer Weihnachtsfeier vorgestellt.«

Und beide hoffen, dass keiner stehen bleiben wird, um den Flur-Small-Talk zu starten und sich keiner von beiden outen muss, um zu gestehen, dass der andere sang- und klanglos durch das Namensraster gefallen ist. Und gemäß einem – zugegeben unspektakulären – Western zieht keiner die Namenswaffe, und mit einem fröhlichen Nicken und »Guten Morgen« huschen beide – strammen Schrittes – aneinander vorbei. Schließlich sind beide so beschäftigt, dass selbst ein kurzer Plausch das ach so enge Zeitgerüst »zerschießen« würde.

Schade. Nicht nur, dass Namenmerken auch für Sie ein Leichtes sein kann und sich überdies unsere Mitmenschen freuen, wenn Sie namentlich begrüßt werden – Sie nehmen sich überdies die Möglichkeit eines herrlich-kurzen »Klönschnacks«, wie man im Norden zu sagen pflegt. Eine kommunikative Minipause, über die sich Ihr Kopf freut, die zumeist der Laune förderlich und häufig auch noch mit News aus anderen Abteilungen gespickt ist.

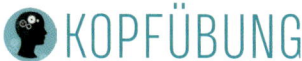KOPFÜBUNG

NAMEN MIT BILDERN UND KLÄNGEN VERBINDEN   Sie erinnern sich gewiss noch an die Infos rund um die Loci-Methode zu Beginn des Buches und die Tatsache, dass unser Gehirn »merkwürdige« Bilder liebt? Perfekt, wir haben nichts anderes erwartet! Diese Eigenschaft machen wir uns beim Thema Namenmerken zunutze.

Vorab ein ganz banaler Tipp, der zudem Ihre Achtsamkeit schult: Hören Sie genau zu, wenn Ihnen ein neuer Kollege oder Partner seinen Namen sagt; widmen Sie diesem Menschen Ihre volle Aufmerksamkeit, und bleiben Sie »im Moment«. Sofern es passt, wiederholen Sie den Namen gern (unser Hirn speichert Informationen längerfristig ab, sobald wir möglichst viele Sinne einsetzen, also hier die eigene Sprache, um den Namen selbst gesprochen zu *hören*): »Hallo Frau Winkelmann«.

Verdeutlichen Sie sich vor Ihrem geistigen Auge die Schreibweise, oder fragen Sie gegebenenfalls nach: »Ich möchte Ihnen gleich mailen, Sandra Meier, Meier mit e i?«

Assoziieren Sie den Namen mit Ihnen bereits bekannten Personen desselben Namens. Heißt der neue Praktikant »Lorenz« und der Nachbarsjunge ebenso, dann versinnbildlichen Sie sich, dass der Nachbar wie eine winzige Zwergenvariante auf der Schulter des neuen Praktikanten sitzt. Treffen Sie ihm am Kopierer, so sehen Sie in Miniatur Ihren bekannten Nachbarsbengel und grüßen souverän den neuen jungen Mitarbeiter mit »Hallo Lorenz«.

Und bei zwei weiteren Tipps kommt Ihre Bilder-Fantasie noch mal ins Spiel:

Basteln Sie sich »des Merkens würdige« Bilder aus dem Namen: Frau Diana Ritter können Sie sich möglicherweise merken, indem Sie sich die ehemalige Königin der Herzen, »Lady Di«, in Rittermontur vorstellen. An Herrn Schiller erinnern Sie sich, weil sein gekräuseltes Haupthaar mit ein wenig Vorstellungskraft – über die Sie mittlerweile im XXL-Format verfügen – an Schillerlocken erinnert!

Bei einer weiteren Merkmethode erfinden Sie nicht nur ein einprägsames Bild, sondern schulen gleichzeitig noch Ihre Formulierungskünste: Überlegen Sie sich aus den Anfangssilben des Namens eine Satzalliteration, und stellen Sie sich die »Situation« bildgewaltig vor. Achtung: Es darf wieder albern und komisch werden – denn diese Bilder bleiben wie gewohnt am längsten kleben. Ihre neue Ansprechpartnerin beim Kunden heißt Frau Martens? »Martens mag Mandeln« bleibt leicht hängen, wenn Sie sich vorstellen, wie die Dame in Eichhörnchen-Manier den ganzen Tag am Telefon Mandeln futtert.

Und ein letzter Tipp zum Namenmerken: Werden Sie musisch und kreativ! Wie ist der Klang und Rhythmus des Namens? Können Sie Silben rhythmisch betonen, um den Namen über eine Melodie zu behalten? GUnnAr RiCH-tER! (sprich: Rich-TA).

KÖRPERÜBUNG

EINFACH MAL GEHEN Wo wir schon auf dem Büroflur sind: Als Schreibtischtäter sollten Sie zur Freude Ihres Körpers nach Möglichkeit versuchen, so viel Bewegung wie möglich in Ihren Arbeitstag einzubauen. Mitunter mag sich der Tipp wie eine banale Floskel anhören, jedoch sind häufig die banal klingenden Tipps die zielführendsten.

Vermutlich kennen Sie alle den Ratschlag: »Nehmen Sie die Treppe anstelle des Fahrstuhls.« Kaum vor dem Treppenhaus und Aufzug angekommen, nimmt die Mehrheit in der Regel dann doch den Lift – der Mensch (die Autorinnen des Buches eingeschlossen) ist bequem! Würden wir wirklich jedes Mal den vermeintlichen Treppenfloskel-Rat befolgen, so hätten wir schon ein amtliches Maß an körperlicher Ertüchtigung binnen eines Werktages.

Und nicht nur Ihr Körper wird es Ihnen danken, sondern auch der »soziale Kollegenklebstoff« wird um ein Vielfaches flüssiger, wenn Sie ab und an direkt ins Büro des Kollegen gehen, anstatt eine ellenlange E-Mail zu schreiben.

Viele Sachverhalte lassen sich häufig schneller und empathischer mitteilen und klären, wenn wir persönlich miteinander sprechen. Flitzen Sie doch einfach zwei Stockwerke via Stufen in die Personalabteilung für die neue Monatskarte, anstatt sie sich am nächsten Tag von der Hauspost liefern zu lassen. Nehmen Sie den Gang über das Werksgelände, um an der Betriebsratsversammlung teilzunehmen, anstatt sich die Ergebnisse und News im Intranet durchzulesen.

YOGA-WALK   Und da Sie dank der Tipps zum Merken der Namen auf dem langen Büroflur von nun an nicht mehr orakeln müssen, wer Ihnen da aus der Ferne entgegenschreitet, können Sie beim Laufen Ihre Aufmerksamkeit Ihren Füßen und dem Gehen widmen. Versuchen Sie doch einmal, ganz bewusst zu gehen: Rollen Sie Ihren kompletten Fuß von der Ferse über den Mittelfuß bis hin zur Spitze ab und nehmen bei jedem einzelnen Schritt wahr, wie Sie Fuß vor Fuß setzen.

Probieren Sie währenddessen, gleichzeitig Ihrer Atmung Aufmerksamkeit zu schenken, und atmen Sie bei jedem Schritt über vier Zeiten bewusst durch die Nase ein und beim nächsten Schritt wieder vier Zeiten durch die Nase aus (die »Zeiten« entsprechen ungefähr einer Sekunde, Sie können natürlich auch länger oder kürzer atmen, je nachdem, was Ihnen am besten bekommt). Die bewusste »Synchronisation« von Gehen und Atmen auf »Zeiten« – im Übrigen als Yoga-Walk bezeichnet – schenkt Ihnen kleine erfrischende Momente der bewussten Erholung und lenkt den Fokus auf das Hier und Jetzt, das uns bereits auf dem morgendlichen Arbeitsweg so gut getan hat.

DIE VENENPUMPE   Und sollte es bei Ihrer Arbeitsstelle nun wirklich keine Alternative zum Fahrstuhl geben (der »Feuerfluchtweg« ist ja nicht immer für den Hausgebrauch freigegeben), so können Sie selbst die Beförderung mit dem Lift für eine kurze Bewegungseinheit nutzen. Beim Warten auf den Fahrstuhl (nun dürfen Sie über die vielen Stockwerke und den etwaig langsamen Aufzug dankbar sein) wippen Sie bewusst zügig auf Ihren Zehen auf und ab.

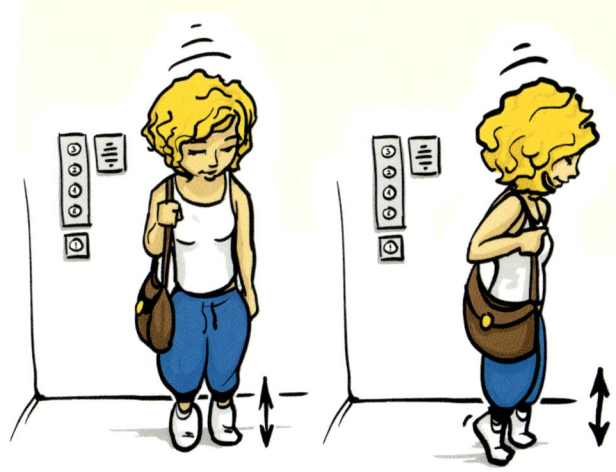

Wenn wir lange sitzen oder stehen, versackt unser Blut in den Waden, mittels dieser »Venenpumpe« können wir fix die Durchblutung anregen, beim Bewegen der Beine drücken die Wadenmuskeln auf die elastischen Venenwände. Schwupps wird das Blut aus den Beinen nach »oben« abtransportiert. Je besser das Blut im gesamten Körper zirkuliert, desto besser können wir uns auch Dinge, Menschen und Fakten merken.

Diese Pumpe bietet sich übrigens auch gleich zum Start in den Tag beim morgendlichen Zähneputzen daheim und selbst beim Sitzen am Schreibtisch an – am besten einmal stündlich für gut 20 Sekunden fix auf und ab wippen. Wer die Möglichkeit hat (vielleicht weniger beim Warten auf den Aufzug als im Einzelbüro), zieht dazu auch gern die Schuhe aus.

DAS DING MIT DER LINKEN UND DER RECHTEN GEHIRNHÄLFTE

Sie erinnern sich an die Überkreuzbewegung im ersten Kapitel? Sie haben mit dieser körperlichen Bewegung nicht nur Ihre mentale Konzentration geschult, sondern zusätzlich mit diesen Bewegungen auch Ihre linke und rechte Gehirnhälfte besser miteinander vernetzt. Beide Teile sind über den sogenannten Balken miteinander verbunden. Als Klein-kinder haben wir in unserem Tun zumeist noch ganz intuitiv gleichzeitig beide Hälften genutzt. Bedingt durch unsere Prägungen und Erziehung hat sich im Laufe des Heranwachsens häufig eine dominantere Hälfte gebildet.

Letzten Endes ist jedoch auch *jeder* Denkprozess ein Zusammenspiel von beiden Hälften, der Balken dient dem Austausch. Je stärker wir beide in unserem Handeln, Denken und Fühlen wieder miteinander in Kontakt bringen, desto leichter fällt uns das Lernen und das langfristige Behalten. Ein passendes Beispiel ist hierbei das Lernen und Behalten von Namen.

Ganz grob vereinfacht sprechen wir der linken Gehirnhälfte primär Rationales zu, zum Beispiel Sprache und Schrift, Systematiken, Logik und Analyse sowie Wissenschaft und Zeit. Der rechten Hälfte – vereinfacht – hingegen vorrangig Musisches und Intuitives, Bilder, Fantasie, Synthese, Emotionen und Raum.

Diese Zuordnung vergessen Sie nun mittels Merksatz auch nicht mehr: »Links wird gedacht und rechts wird gelacht«

Sie erinnern sich, dass unser Gehirn merkwürdige Bilder liebt? Mit un-seren Tipps zum Namenmerken setzen Sie bewusst beide Gehirnhälften ein, indem Sie einen Namen lernen (Sprache/Schrift) und diesen mit einem »merkwürdigen« (emotionalen) Bild fantasiereich und kreativ verknüpfen.

Leichtfüßiges Lernen mit »Konservierungsstoffen« funktioniert am besten, wenn wir möglichst Methoden wählen, bei denen beide Gehirn-hälften gleichzeitig genutzt werden.

Unter welchen weiteren Voraussetzungen fällt es uns leicht, Neues zu lernen?

Sorgen Sie für butterweiche Bedingungen, indem Sie ausgeruht sind. In Stressphasen, die leider häufig mit Lernphasen einhergehen, fällt es uns ohnehin schon schwer, neuen Stoff aufzunehmen und zu behalten.

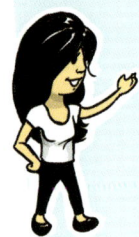

Sorgen Sie für eine störungsfreie Atmosphäre (Telefon umleiten, Handy in den Flugmodus), nutzen Sie die vorgeschlagene Merkmethode (Paradebeispiel für die Nutzung beider Hälften), und visualisieren Sie die zu lernenden Inhalte. Denken Sie an unsere »Gebrauchsanleitung« für die Loci-Methode: Versuchen Sie, möglichst viele Sinne beim Lernen einzusetzen, und assoziieren Sie diese mit Ihnen bereits bekannten Sachverhalten. Wiederholen wirkt: Versuchen Sie nach einer kleinen wohltuenden und entspannten Pause erneut, den letzten Stoff zu verinnerlichen.

STIMMÜBUNG 🎤

PARAVERBALE KOMMUNIKATION   Jetzt haben Sie schon einiges dafür getan, dass Ihre Bürozeit in Zukunft kommunikativer und aktiver wird. Ebenso, dass Ihr Gegenüber Ihnen samt Namen im Gedächtnis bleibt. Aber schließlich wollen auch Sie im Gedächtnis bleiben, oder? Und zwar möglichst positiv.

Wenn Sie das Gefühl haben, dass Ihre Kommunikation trotz guten Willens und der nun souveränen Ansprache »Guten Morgen Herr Müller/ Hallo Anke, wie geht's?« noch nicht so richtig fließt, so lohnt ein Blick auf die Art, wie Sie sprechen. Quasseln Sie in einem durch, und lassen Sie den anderen gar nicht zu Wort kommen? Oder sind Sie einsilbig, muss man Ihnen jede Information aus der Nase ziehen? Erschlagen Sie Ihre Zuhörer mit Lautstärke, oder nehmen Sie sich so zurück, dass man Sie selbst mit gespitzten Ohren kaum versteht? Machen Sie zwischendurch kleine Atempausen, oder reden Sie ohne Punkt und Komma durch? Schätzen Sie Ihre (Aus-)Sprache als lebendig ein, mit natürlicher Modulation, oder sprechen Sie eher monoton daher, ohne erkennbare thematische Schwerpunkte und tonale Auf- und Abs? Puh, ganz schön viele Fragen!

Während uns in der Schriftsprache Kommata, Punkte, Gedankenstriche, Ausrufezeichen, Doppelpunkte und Leerzeichen zur Verfügung stehen, um Nachrichten, E-Mail- oder Buchtexten Struktur zu geben, müssen wir unserem Zuhörer in der Live-Situation mithilfe von »paraverbalen Elementen« Orientierung geben. Dazu gehören:

- Stimmlage (hoch/tief, tragend/zitternd),
- Lautstärke (angenehm/unangenehm, laut/unangenehm leise),
- Betonung einzelner Wörter oder Satzteile,
- Sprechtempo (schnell/langsam),
- Sprachmelodie (eintönig/moduliert/singend),
- Pausensetzung.

Das Spiel mit diesen Elementen macht Ihre Stimme lebhaft und abwechslungsreich. Sie gewichten das Gesagte und geben Ihrem Zuhörer Orientierung.

Beobachten Sie sich einmal selbst, wenn Sie erzählen, zum Beispiel vom Wochenendausflug mit Ihren Liebsten. Achten Sie darauf, wie sich Ihre Stimme nach oben und unten bewegt, je nachdem, ob Sie von tollen neuen Erlebnissen erzählen und den erfreulichen Fortschritten Ihrer Kinder oder von Dingen, die Sie sorgen, zum Beispiel der Krankheit eines Angehörigen. Vielleicht bemerken Sie auch, dass Sie bei eher unwichtigen Informationen schneller werden, während Sie sich bei Hauptaussage das Tempo drosseln und ruhiger werden.

»Eigentlich« sind wir alle Naturtalente darin, unseren Stimm-Farbkasten dem Thema oder Anlass entsprechend zu nutzen und schlafwandlerisch mit Lautstärke, Tempo, Melodie, Pausensetzung und Stimmlage zu spielen. Doch allzu gern werden wir nachlässig. Oder fühlen uns gehetzt und meinen, unseren Inhalt im Höchsttempo heruntersabbeln zu müssen, um überhaupt zu Wort zu kommen. Oder wir sind eingeschüchtert von unserem Gegenüber und nehmen daher unsere Stimme zurück, anstatt sie zu erheben.

Oder wir befürchten, unterbrochen zu werden, wenn wir mit der Stimme heruntergehen und einen Punkt setzen. Politiker sind Meister darin, am Ende einer Aussage keinen Punkt zu setzen und die Stimme tonal oben zu lassen. Gerade in Talkshows ist dieses Machtspiel gut zu beobachten.

Schließlich ist die Gefahr groß, dass der politische Gegner das Zepter sofort übernimmt – Redezeit ist schließlich Gold wert.

Und ist Ihnen schon einmal aufgefallen, wie Frau Merkel bei Pressekonferenzen spricht? Genau, mit eher tiefer und ruhiger Stimme. Schließlich möchte sie als Staatsoberhaupt Souveränität und Ruhe ausstrahlen.

Machen Sie sich bewusst, wie Sie sprechen, und beobachten Sie auch Ihre innere Haltung gegenüber sich selbst und Ihrem Gesprächspartner oder Zuhörer. Damit der Schnack auf dem Büroflur und darüber hinaus zu einem beiderseits befriedigenden Erlebnis wird.

Die Elemente der paraverbalen Kommunikation sollten Sie übrigens auch beachten, wenn Sie einen Vortrag oder eine Präsentation vorbereiten. Ungeübte Sprecher neigen dazu, einen geschriebenen Text einfach so »herunterzubeten« und jegliche Betonungen, die sie sonst wie selbstverständlich in der gesprochenen Sprache nutzen, über Bord fallen zu lassen. (Mehr zur Wirkung von Körperhaltung, Mimik und Stimmklang finden Sie im nächsten Abschnitt.)

Kein Wunder, dass beim geneigten Publikum wenig von dem Inhalt, den Sie präsentieren, haften bleibt. Geben Sie Ihren Zuhörern die Chance, Ihnen zu folgen und die Inhalte zu verdauen. Machen Sie Pausen. Sie sorgen für Spannung oder leiten einen neuen Gedankengang ein. Seien Sie der Redner oder Gesprächspartner, dem Sie selbst gern zuhören würden! Und der positiv verankert im Gedächtnis bleibt.

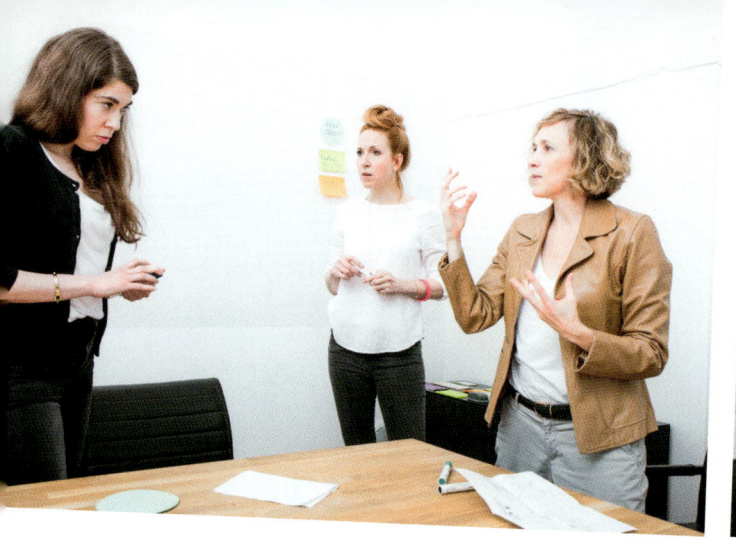
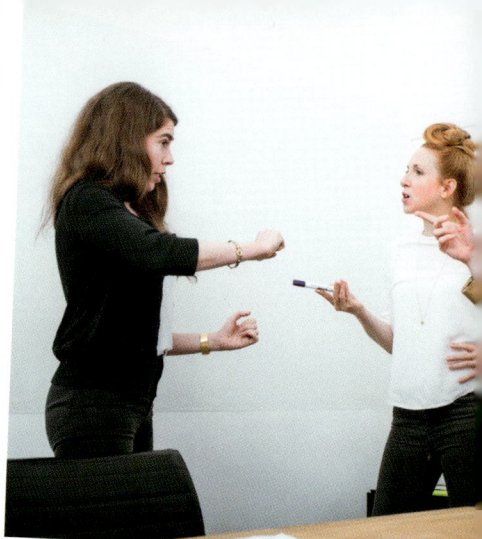
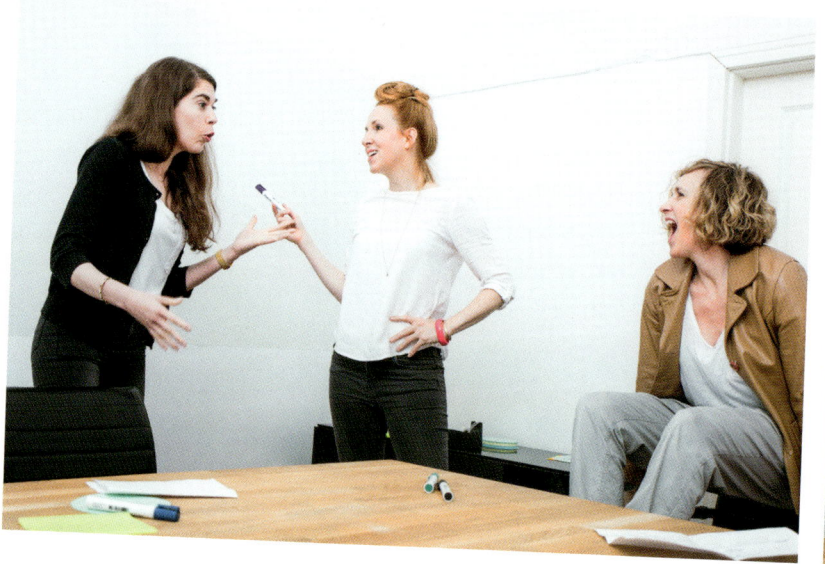

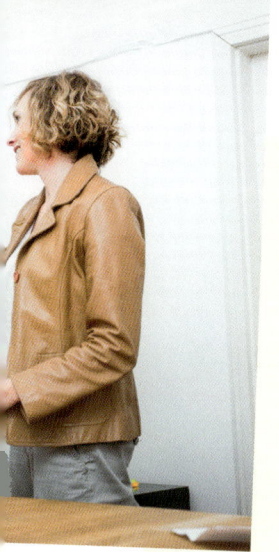

KAPITEL 6

Herzflattern?
Die Stimme wackelt?
Präsentationen und
Verhandlungen
souverän meistern

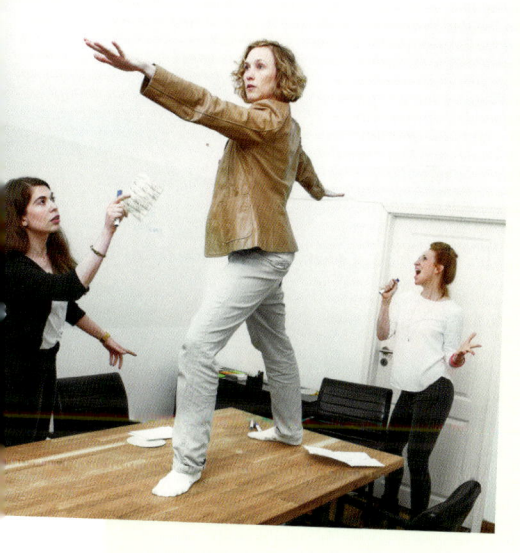

Willkommen im Konferenzraum! Egal ob mit kühler State-of-the-Art-Ausstattung, hippem Start-up-Chic oder gediegenem »Schwere Eiche meets dicken Teppichboden«-Charme: Im Konferenzraum geht's um die Wurst. Oder besser gesagt um die nicht ganz alltäglichen Termine im Leben des allgemein Berufstätigen: um das Jahresabschlussgespräch, die Gehaltsverhandlung, um wichtige Kreativ- oder Strategiemeetings, Krisensitzungen, Präsentationen vor Kunden, dem Vorstand oder dem eigenen Team.

Nicht jedem ist es vergönnt, mit lässiger Miene, ruhiger überzeugender Stimme, Witz und Charme den Konferenzraum zu »rocken«. (Die nötigen Wissensinhalte und die entsprechende Vorbereitung auf oben genannte Situationen setzen wir jetzt mal voraus.) Nicht jedem liegt es, auf dem Präsentierteller zu agieren und andere in Showmaster-Manier zu unterhalten. Nicht jeder ist zum Redner geboren und kann mit Witz und Schlagfertigkeit spontan aus der Hüfte heraus punkten. Was für den einen Routine und Alltagsgeschäft ist, sorgt beim anderen schon Tage zuvor für unruhige Nächte oder nervöses Augenzucken.

Und ja, selbst gestandenen Führungskräften gerät das Blut in Wallung, wenn sie auf der großen Bühne stehen, die mit Spannung erwartete Keynote halten, die Unternehmenszahlen vor Hunderten Mitarbeitern oder Aktionären präsentieren, die Kick-off-Veranstaltung moderieren, das brandneue Produkt vorstellen oder vor die Presse treten, um sich (möglicherweise) kritischen Journalistenfragen zu stellen. Es menschelt, und das ist auch völlig in Ordnung.

Die Reaktionen des Körpers auf Anspannung, Stress und Nervosität sind bei allen die gleichen: Kurzatmigkeit, Herzrasen, eine brüchige Stimme, Schweißperlen, verlegenes Schweigen, verspannte Muskeln und das berühmte Blackout. Was wollte ich noch mal sagen? Wie war noch mal der

Ablauf meines Vortrages? Plötzlich ist der cleverste Kopf wie leergefegt, die Beine wackeln und der Wunsch, im Erdboden zu versinken, wird auf einmal riesengroß.

Verantwortlich dafür ist ein kräftiges Gemisch aus Stresshormonen wie Adrenalin, Noradrenalin und Cortisol. Fröhlich fließen diese Neurotransmitter durch unsere Adern, versorgen unsere Extremitäten mit ordentlich Energie, während sie unserer Hirnschaltstelle und den inneren Organen den Strom abstellen.

Was eigentlich als hilfreiche Funktion der Natur gedacht war, um vor wilden Tieren zu flüchten und den Körper auf Kampf vorzubereiten, ist in der »normalen« Büroarbeitswelt weniger hilfreich. Dass Sie schnell weglaufen können und Ihre Oberarme unter Adrenalineinfluss zu wahren Kraftpaketen mutieren, imponiert zwar potenziellen Geschlechtspartnern, im Arbeitskontext ist allerdings doch eher ein smarter relaxter Auftritt mit Know-how und Charisma gefragt.

Bevor wir Sie mit konkreten Tipps und Übungen versorgen, wie Sie dem Lampenfieber in Zukunft lässig begegnen, vorweg noch ein paar Gedanken bezüglich Ihrer Wirkung auf andere.

TOP-INHALT UND TROTZDEM NICHT ÜBERZEUGEND? DIE SACHE MIT KÖRPERSPRACHE, MIMIK UND KONGRUENZ

Die paraverbalen Elemente haben Sie schon kennen gelernt, jetzt schauen wir uns die weiteren Faktoren für einen überzeugenden Auftritt an: Körperhaltung, Mimik, Gestik und Stimmklang. Ein stimmiges Zusammenspiel dieser Faktoren ist entscheidend dafür, wie Sie auf andere wirken – ob Sie als Businesspartner ernst genommen und als vertrauenswürdig und kompetent wahrgenommen werden oder man Sie im Gegensatz dazu als steif, unsicher und wenig glaubwürdig beurteilt. Diese Wertungen passieren innerhalb von Millisekunden.

Im Hirn Ihres Gegenübers werden Sie unbewusst danach analysiert, ob Aussage und Körperhaltung, Stimme und Erscheinungsbild kongruent sind, also einander entsprechen und zusammenpassen. Wenn es nicht zusammenpasst, neigt der Zuhörer dazu, Stimmklang und Körpersprache mehr zu vertrauen als den Worten.

Mit diesen Mechanismen lässt sich natürlich auch spielen, zum Beispiel, wenn etwas ironisch oder sarkastisch daherkommen soll. Comedians sind Meister in diesem Fach. Doch auch wir nutzen diese Technik häufig und meist automatisiert. Ein »Mein Essen schmeckt super« hat eine komplett andere Bedeutung, wenn wir dabei angeekelt das Gesicht zusammenziehen, als wenn wir dabei genussvoll seufzen und selig lächeln.

Bei der Kommunikation per SMS, WhatsApp oder Facebook helfen uns die liebgewonnenen Emoticons, um Widersprüche und Komik darzustellen beziehungsweise unsere Aussagen zu unterstützen. Im nicht digitalen Leben müssen wir mithilfe von Gesichtsausdrucks, Körperhaltung und der Modulation unserer Stimme selbst dafür sorgen, dass beim Gegenüber ankommt, was ankommen soll.

Auch wenn Albert Mehrabians 7-38-55-Formel aus den sechziger Jahren – wonach nur 7 Prozent der Informationsgehalt, dagegen 38 Prozent der Stimmklang und 55 Prozent die Körpersprache über den Erfolg eines Vortrages entscheiden – als überholt gilt, so ist es doch lohnenswert, sich im Businesskontext und wenn Sie häufiger auf der Bühne stehen, genauer mit dem Thema zu beschäftigen. (Mit der Bühne ist übrigens jegliche Situation gemeint, in der Sie stimmlich agieren, am Telefon, bei Webinaren, als Vertreter, Lehrer, Speaker und, und, und.)

Ihren (hoffentlich) gut vorbereiteten und wertigen Redeinhalt können Sie mit stimmiger Mimik, lebendiger Stimme und entspannter Körperhaltung doch zumindest unterstreichen und Ihren Gesamteindruck verstärken.

Vergleichen Sie das Ganze einfach mit einer Visitenkarte. Selbst designt und ausgedruckt, leicht verbogen und mit nicht mehr aktuellen Informationen sorgt ein solches Exemplar bei Ihrem Gegenüber zumindest für ein kurzes Stirnrunzeln, selbst wenn Sie sonst wunderbare Arbeit leisten. Eine professionell gestaltete Visitenkarte in den firmeneigenen Farben vermittelt dagegen sofort Seriosität und schafft Vertrauen. Ob dies gerechtfertigt ist und die Hülle zur Verpackung passt, müssen Sie dann mit Ihrem Handeln beweisen.

Beobachten Sie einmal professionelle Speaker, und lassen Sie sich inspirieren. Egal ob live oder auf YouTube – analysieren Sie Faktoren wie Körperhaltung, Mimik und Stimme. Auch die Kleiderwahl ist natürlich mitentscheidend. Was fällt Ihnen auf, wann ist der Redner besonders überzeugend, wie erzeugt er Spannung? Wie hält er seine Hände? Erscheint er vertrauenswürdig, und lebt er selbst das, was er predigt? Oder wirkt es möglicherweise einstudiert und unsicher? Wie dynamisch ist die Stimme, gibt es Pausen, oder redet hier jemand in einem durch?

Durch die aufmerksame Beobachtung werden wir nicht nur sicherer in der Beurteilung anderer, sondern schrauben automatisch auch an unseren eigenen Reglern. Im wahrsten Sinne des Wortes werden wir dadurch selbst-bewusster.

Als nächster Schritt sei hier natürlich die eigene Videoanalyse empfohlen (siehe auch Kasten »Kamera- und Bühnentraining«).

Nun aber Bühne frei für das »Best of«-Vorbereitungsprogramm für Reden, Vorträge und Moderationen jeglicher Art! (Übrigens auch generell als Warm-up-Programm geeignet.) Inklusive Erste-Hilfe-Köfferchen, wenn das Adrenalin mal so richtig hochköchelt. Genießen Sie es, in Zukunft ganzheitlich vorbereitet einen erfolgreichen Auftritt abzuliefern.

STIMMÜBUNG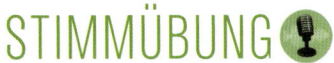

Widmen wir uns in diesem Kapitel zunächst einmal der Stimme: Was tun bei Kurzatmigkeit und wenn die Stimme vor einem wichtigen Gespräch oder Auftritt flattert? Wenn sie sich selbstständig macht, leicht unkoordiniert wirkt, begleitet von kleinen Ausfällen, weil sie sich mal wieder überschlagen hat. Uih uih uih, wir werden an dieser Stelle nicht weiter schwarzmalen, okay?

FOKUSSIERT ATMEN   Schuld an diesen wenig angenehmen, aber allzu menschlichen Reaktionen ist das vegetative Nervensystem. Dies ist wie bereits oben beschrieben kräftig in Aufruhr, angefeuert durch Stresshormone wie Cortisol oder Adrenalin. Jetzt sind beruhigende Atemübungen genau richtig! Bringen Sie Ihren Zeigefinger vorn vor Ihre Nase, und fokussieren Sie diesen. Atmen Sie ein, und atmen Sie langsam (so lange es geht) und mit gleichmäßigem Atemstrom auf sssss aus. Wiederholen Sie diese Übung ein paar Mal hintereinander, sie werden merken, wie sich Ihre Atmung und Ihr ganzer Körper beruhigen.

DAS PFERDESCHNAUBEN   Ein Klassiker beim Stimmtraining, als Warm-up, Cool-down oder auch zum Lockern einer verspannten Kehlkopfmuskulatur, ist das sogenannte Pferdeschnauben. Dies ist perfekt, um die Verbindung zwischen Vokaltrakt und Zwerchfell herzustellen. Dabei lassen Sie Ihre Lippen flattern auf einem Brrrrr. Halten Sie dieses für ein paar Augenblicke auf einem Ton. Es sollte einen Sound haben, als würden Sie mit einem Strohhalm im Badewasser blubbern. Wenn es Ihnen nicht sofort gelingt und Ihnen die Luft flöten geht, so legen Sie Ihre beiden Zeigefinger links und rechts vom Mund, sodass Sie hier eine sanfte Gegenspannung aufbauen. Achten Sie außerdem darauf, dass zum Start dieser Übung ein Zwerchfellimpuls an Bauch und/oder Flanke spürbar ist. Diese Übung können Sie auf einem Ton, aber auch auf verschiedenen Tonfolgen machen. Oder wie wäre es, wenn Sie Ihre Lieblingsmelodie einfach mal blubbern? Ihrer Kreativität sind keine Grenzen gesetzt.

WENN DIE STIMME HOCHRUTSCHT: SLIDES   Gern rutscht die Stimme bei Nervosität nach oben, das passiert besonders gern beim weiblichen Geschlecht. Den gleichen Effekt hören wir übrigens beim Verliebtsein. Haben Sie sich schon mal gewundert, warum Ihre Freundin plötzlich mit so hoher und greller Stimme spricht, wenn ihr Angebeteter anruft? Sie kann nichts dafür, ihr angefeuerter innerer Hormoncocktail treibt sein Spielchen mit ihr und sorgt nicht nur für verzückte Augen, sondern auch für diese sehr »weibliche« Stimmfarbe. Aber zurück in die Arbeitssituation.

Bei hochgerutschter Stimme helfen sanfte langsame Slides von oben nach unten. Lassen Sie Ihre Stimme, wie in Kapitel 1 beschrieben, heruntergleiten auf puuuuh oder ooohhh. Drei- bis fünfmal wiederholt, ankert Ihre »aufgewühlte« Stimme bald wieder in Ihrem vokalen Heimathafen, wo sie auch hingehört (siehe Kasten »Indifferenzlage und Stimmrange«).

TIPPS GEGEN TROCKENEN MUND   Hier noch ein Notfalltipp, der auch funktioniert, während Sie im Gespräch sind oder auf der Bühne stehen: Ihr Mund ist kurz vor dem Austrocknen und kein Wasserglas ist weit und breit in Sicht? Da hilft ein kleiner Trick: Auf die Zunge beißen! Das merkt niemand, und es ist schnell getan. Es regt den Speichelfluss an und benetzt Ihren Mundraum schnell wieder mit Feuchtigkeit. Ähnlicher Effekt: Wenn Sie mit Ihrer Zunge am Zahnfleisch Ihrer unteren Schneidezähne entlangfahren. Dort sitzen die Speicheldrüsen und werden hierbei gleich aktiv.

INDIFFERENZLAGE UND STIMMRANGE

Schon mal von der Indifferenzlage gehört? Und ja, es hat mit Ihrer Stimme zu tun. Die Indifferenzlage ist quasi Ihre Homebase. Ihr vokaler Heimathafen, wo Ihre Stimme unangestrengt und angenehm klingt (für Sie selbst und auch für andere). Hier können Sie mit geringem Kraftaufwand lange und laut sprechen.

Diese physiologisch gesündeste Lage befindet sich im unteren Drittel Ihrer Stimmrange. Wie Sie herausfinden, ob Sie in diesem Bereich Ihres

Stimmumfangs sprechen? Ein Phonetiker kann Ihnen mithilfe von professionellem Instrumentarium und entsprechender Erfahrung schnell sagen, wo dieser Bereich bei Ihnen genau liegt und ob Sie sich generell dort aufhalten. Doch Sie können es auch selbst herausfinden.

Summen Sie einmal ganz entspannt auf Hmm, und nehmen Sie dafür den Ton, der Ihnen spontan in den Sinn kommt. Verändert sich Ihr Ton nach oben oder unten? Folgen Sie Ihrem natürlichen Impuls. Wiederholen Sie die Übung mehrere Male. Irgendwo, auf einer bestimmten Höhe, wird sich die Stimme einschwingen beziehungsweise einpendeln. Das ist Ihre natürliche Sprechstimmlage. Diese sollten Sie nutzen und immer wieder zu ihr zurückkehren.

Rund um diesen Heimathafen variiert Ihre Stimme natürlich. Und das ist auch gut so. Schließlich macht genau das Ihre Stimme lebendig und sorgt auch bei dem Zuhörenden für Orientierung. Indem wir mit unserer Stimme nach oben oder nach unten gehen, unterstreichen wir die gesagten Inhalte lautmalerisch. Bei wichtigen Informationen, wenn wir verliebt sind und freudig, so rutscht unsere Stimme eher nach oben. Dann klingt sie zumeist strahlender und ist durchsetzungskräftiger. Wenn Nervosität mitspielt, dann rutscht die Stimme ebenfalls nach oben, klingt in diesem Fall aber schriller und ungelenker – für manche Ohren ein unangenehmer Sound.

Wenn wir tiefenentspannt sind oder auch bewusst Ruhe und Seriosität ausstrahlen wollen, so sinkt unsere Stimme meist nach unten. Meist klingt sie dann wärmer, runder. Wenn wir müde sind oder kränklich, wird sie jedoch brüchig und hauchig, was für die meisten Menschen als weniger angenehm wahrgenommen wird.

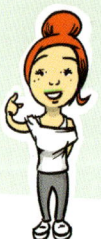

Der Umfang, in dem wir uns als »Normal-Sprechende« für gewöhnlich bewegen, liegt bei einer Oktave, also 12 Halbtönen. Die Range, die wir durchschnittlich zur Verfügung haben, liegt bei zwei Oktaven, was 24 Halbtönen entspricht.

Ausnahmesängerin Mariah Carey verfügt über einen Stimmumfang von fünf Oktaven, genauso wie Guns n'Roses-Frontmann Axl Rose. Ausnahmetalent Beyoncé bringt es auf vier Oktaven, die gleiche Range, die auch Künstler wie Prince, Whitney Houston oder David Bowie zur Verfügung hatten.

Die Anzahl der Oktaven sagt übrigens nicht notwendigerweise etwas über die Qualität der Stimme aus, sondern »nur« über die die genetisch bedingte potenzielle Möglichkeit. Bei den oben genannten Künstlern trifft großes Potenzial auf exzellente Ausbildung, Virtuosität auf Stimmkraft, leidenschaftlicher Ausdruck und Gefühl auf perfekte Technik.

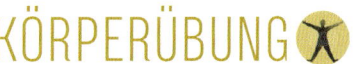

KÖRPERÜBUNG

EINFACH MAL LOCKERLASSEN: DIE KUNST DES AUSHÄNGENS Bei Stress, Nervosität und vorrangig sitzenden Tätigkeiten sind Verspannungen im Schulter- Nacken- und Kehlkopfbereich an der Tagesordnung. Dies beeinflusst unsere Kommunikationsfähigkeit insofern, dass unsere Körperhaltung steif wirkt, wir Kopfschmerzen bekommen und unsere Stimme zittrig oder verkrampft klingt.

Ein bisschen Körpermobilisation mit dem sogenannten »Aushängen« kann Abhilfe schaffen. Atmen Sie im Stehen tief ein, und bewegen Sie sich beim Ausatmen Wirbel für Wirbel mit dem Kopf vorweg nach unten. Ihre Beine sind dabei leicht gebeugt. Lassen Sie Ihren Kopf locker herunterhängen, jetzt ist Loslassen angesagt. Atmen Sie tief in den unteren Rücken, sodass dieser sich zu den Seiten hin dehnt. Nach ein paar Atemzügen wippen Sie mit Ihrem Kopf vorsichtig hin und her, nach vorn und nach hinten, nach links und nach rechts. Kleine Verspannungen an der oberen Wirbelsäule können sich so lösen.

Drücken Sie nun abwechselnd das linke und rechte Bein durch und dehnen Sie Ihre Beinrückseite, dadurch mobilisieren Sie Ihre Hüfte und die Rückenmuskulatur. Bei der nächsten Ausatmung ziehen Sie sich wieder Wirbel für Wirbel nach oben und richten sich auf.

Bewegen Sie das Becken leicht nach vorn, sodass Ihre Wirbelsäule sich noch weiter aufrichtet. Wenn Sie mögen, gehen Sie dabei leicht in die Knie. Bringen Sie Ihre Schultern nach unten. Stellen Sie sich nun vor, dass Sie jemand an einem am Hinterkopf befestigten Faden nach oben zieht und Ihre Wirbelsäule langzieht. Spüren Sie, wie Sie noch ein bisschen in die Höhe wachsen?

DER KRIEGER Sie wollen noch ein bisschen mehr? Dann sei Ihnen der Krieger empfohlen. Natürlich sollten Sie Ihr Kunden- und Kollegenpublikum keinesfalls mit Pfeil und Bogen in Schach halten. Doch wenn Sie sich im Vorfeld einer womöglich herausfordernden Situation mehr Kraft, Selbstvertrauen und Konzentration wünschen, dann ist dieser Yoga-Klassiker genau das richtige für Sie.

Und so nehmen Sie die kriegerische Position ein:

Setzen Sie Ihren linken Fuß in einem Ausfallschritt nach hinten und drehen diesen nach außen. Ihre vordere und hintere Ferse stehen dabei auf einer Linie. Nun drehen Sie die Hüfte nach links und beugen Sie Ihren rechten Oberschenkel. Ihr rechtes Knie sollte über der rechten Ferse positioniert sein. Atmen Sie tief ein und strecken Sie beiden Arme, sodass diese parallel zum Boden sind und über Ihren Oberschenkeln schweben. Die Schultern lassen Sie entspannt sinken, Ihre Handflächen zeigen zum Boden. Vermeiden Sie ein Hohlkreuz, indem Sie Ihr Steißbein nach unten und Ihr Schambein leicht nach vorne schieben.

Der Blick gleitet über Ihren rechten, nach vorne ausgestreckten Arm. Die Hand und der Mittelfinger zeigen Richtung »Horizont«.

Atmen Sie dabei langsam weiter ein und aus, halten Sie die Stellung für eine knappe Minute (oder so lange oder so kurz, wie es Ihnen guttut) und wechseln Sie dann die Seite.

Machen Sie diese Übung regelmäßig. Diese aufrechte, starke Haltung sorgt gleich für mehr Präsenz beim Gegenüber und wirkt zudem auf Ihre innere Haltung. Um die kümmern wir uns jetzt.

KAMERA- UND BÜHNENTRAINING – UND WARUM DIE STIMME AUFGENOMMEN SO ANDERS KLINGT

Sie meinen es ernst und wollen Ihr Auftreten professionalisieren? Dann ist der unverstellte »Blick in den Spiegel« beziehungsweise in die Video- oder Handykamera unausweichlich. Bitten Sie vertrauenswürdige Kollegen oder Freunde, Ihren Vortrag aufzuzeichnen und mit Ihnen zu analysieren. Alternativ können Sie sich Ihre eigene »Versuchsanordnung« bauen. Zumeist erkennen wir bei Videoaufzeichnungen schnell selbst, wo unsere Stärken und Schwächen liegen.

Seien Sie selbstkritisch, aber gehen Sie gnädig mit sich um. Es ist kein Meister vom Himmel gefallen, und so ziemlich jeder, der diese Prozedur einmal durchgemacht hat, musste ein oder zwei Mal kräftig schlucken. Sehen Sie es als Chance, sich besser kennen zu lernen, Ihre Selbstwahrnehmung zu schärfen, Ihren Auftritt noch knackiger, unterhaltsamer und überzeugender zu gestalten.

Möglicherweise fallen Ihnen komische Gewohnheiten auf, das Kratzen am Bart oder das berühmte »Ähm«, was immer wieder gern den Redefluss unterbricht. Vielleicht sitzt Ihr Outfit auch ungünstig, oder Sie laufen zu viel hin und her. Reden Sie laut genug, oder sind Sie kaum zu verstehen?

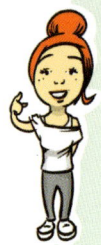

Analysieren Sie sorgfältig, was Sie sehen, und probieren Sie Alternativen aus. Wie verändert sich Ihr Auftritt? Gönnen Sie sich vielleicht ein Bühnen- und Rhetorik-Coaching. Mit einem Profi an der Seite werden Sie Ihre Ziele noch schneller erreichen.

Und noch ein Hinweis, falls auch Sie sich schon einmal darüber gewundert haben, dass Ihre Stimme plötzlich fremd erscheint, wenn Sie sie auf Video, im Tonstudio oder auf dem Anrufbeantworter hören. Freunde verneinen dann gern, dass Ihre Stimme anders klingen würde.

Verantwortlich für diesen Effekt ist die Knochenleitung, die den Vokalschall aufnimmt und weiter zum Trommelfeld trägt. Während wir unsere Stimme normalerweise über unsere Ohren *und* unsere Knochenleitung wahrnehmen und diese zwei Informationen den für uns bekannten charakteristischen Klang ergeben, bekommen wir bei Aufnahmen nur die Informationen von außen mit. Schuld ist also nicht die Qualität verfälschende Technik von Anrufbeantworter oder Mikrofon, sondern Ihr eigenes Hörsystem.

Aber keine Angst, Sie gewöhnen sich daran, je häufiger Sie Ihre aufgenommene Stimme zu Ohr bekommen. Und bisher hat sich ja auch niemand über den Klang Ihres Organs beschwert, oder?

KOPFÜBUNG

DIE INNERE HALTUNG   Sie sind fachlich kompetent, bestens vorbereitet, die Inhalte sind dank Merktechniken bestens verankert, und Sie haben *eigentlich* jeden Grund, selbstsicher ins Meeting oder vor den Kunden zu treten? Trotzdem sackt Ihr Herz regelmäßig in die Hose, und Sie schaffen es nicht, das zu zeigen, was in Ihnen steckt? Weil Sie vor wichtigen Terminen mental zu einem kleinen Mäuschen mutieren, das sich nichts mehr zutraut und möglichst schnell im selbst gebauten Mauseloch verschwinden mag?

Jeder kennt Nervosität, und ein bisschen Adrenalin im Blut kann uns durchaus beflügeln. Manchmal steht es uns aber wie ein Hemmschuh im Weg, und auch die handelsüblichen Tipps gegen Lampenfieber können nicht richtig viel ausrichten.

In diesem Falle lohnen ein paar Fragen: Was denken Sie über sich? Was genau macht Sie unsicher? Haben Sie in der Vergangenheit eine Situation erlebt, die Ihnen auch in der Gegenwart noch den Hals zuschnürt? Oft sind es alte Glaubenssätze, die uns daran hindern, selbstsicher zu agieren, ob im Kleinen – in der Familie oder bei Gesprächsrunden im Office – oder auch im größeren Kontext, bei Auftrittssituationen und wichtigen Präsentationen.

Unser persönliches Mindset – meist in der Kindheit zusammengezimmert durch negativ interpretierte Erlebnisse oder Aussagen und seitdem nicht mehr losgelassen – hindert uns häufig daran, unser ganzes Potenzial zu zeigen und so erfolgreich zu agieren, wie wir es theoretisch könnten. Eine Beschäftigung damit lohnt sich, um neue Erfahrungen zu machen und ungesunden Denkmustern Lebewohl zu sagen. Mitunter kann ein professionelles Coaching Ihnen dabei helfen, den Ursachen auf den Grund zu gehen und hinderliche Haltungen positiv zu überschreiben.

VISUALISIEREN Spielen Sie die anstehende Situation mit allen Details für sich durch: Was will ich erreichen, wo stehe ich im Raum, wem begegne ich, wie reagieren die Zuhörer oder mein Gegenüber auf das von mir Vorgetragene? Wie fühle ich mich danach? Was gönne ich mir nach erfolgreichem Abschluss?

Malen Sie sich eine positive und lebhafte Vision von dem, was Sie sich wünschen, und dann lassen Sie sich überraschen. Vielleicht auch von manch unerwarteter Wendung, von dem erfreulich unkomplizierten Geschäftsgespräch oder der einfach so abgesegneten Gehaltserhöhung. Sie kennen doch den Spruch, dass der Zufall einen vorbereiteten Geist begünstige, oder? Louis Pasteur hat uns diese Weisheit in Worte gefasst. Die Praxis wird auch Ihnen recht geben. Also nichts wie ran ans Visualisieren.

KOMMUNIKATION MIT HINDERNISSEN – WAS TUN BEI ERKÄLTUNG UND ANGESCHLAGENER STIMME

Ein, zwei Mal pro Jahr trifft sie jeden: die Erkältung. Immer zur falschen Zeit, meist mit der gleichen Dauer (eine Woche mit Medikamenten, sieben Tage ohne). Sie ist nervig und anstrengend, aber im Gegensatz zur ausgewachsenen Grippe harmlos. Es braucht einzig ein bisschen Geduld und Ruhe, damit Schnupfen, Husten und Schlappsein abklingen.

Häufig wird auch die Stimme in Mitleidenschaft gezogen. Sie klingt heiser und nasal, leicht brüchig und ist insgesamt weniger leistungsfähig. Jetzt heißt es, noch sorgfältiger mit Ihrem liebsten Instrument umzugehen.

Empfehlenswert: ein sanftes Warm-up-Programm mit Resonanz- und Atemübungen. Die in Kapitel 2 beschriebenen Zwerchfellübungen sind auch bei Erkältungserscheinungen ein probates Mittel. Die bereits beschriebenen »Slides« (in Kapitel 1 und diesem Kapitel) wärmen Ihre Stimme auf, ohne sie unnötig zu reizen. Lassen Sie dafür einen Ton ganz langsam von oben nach unten gleiten.

Unangestrengtes Summen auf Mmm ist wunderbar, um die häufig dichten Nasennebenhöhlen frei zu machen. Zudem bringt es die Stimmbänder in gesunde Schwingung. Wandern Sie auf verschiedenen Tönen, summen Sie eine Melodie, ganz ohne Anstrengung. Spüren Sie die Vibration an Mund, Nase und Stirn? Bei einer leichten bis mittelschweren Erkältung sollte sich die Verschleimung an den Bronchien mit dieser Übung leicht lösen.

Jetzt aber nicht kräftig loshusten! Das belastet den Stimmapparat unnötig und sorgt zudem für neue Verschleimungen. Halten Sie also den Ball flach, will heißen: Tun Sie am besten gar nichts weiter, die Schleimablagerungen laufen von allein ab. Und wenn's mal zu sehr kratzt und kitzelt im Hals, dann können Sie sich vorsichtig (!) räuspern. Ansonsten: Viel (Wasser) trinken, sodass Ihre Stimmlippen und die Schleimhäute rund um den Kehlkopf gut befeuchtet bleiben.

So oder so: Schalten Sie, soweit möglich, einen Gang herunter, und gönnen Sie auch Ihrer Stimme gern eins, zwei Pausen mehr als sonst. Im Fitnessstudio werden Sie jetzt schließlich auch keinen deftigen Body-Workout hinlegen. Und wenn Sie viel reden müssen, dann achten Sie darauf, noch artikulierter als üblich zu sprechen. So verstehen Ihre Zuhörer Sie, auch ohne dass sie auf Lautstärke und Kraft setzen müssen. Wenn möglich und soweit Sie sich generell damit wohlfühlen, nutzen Sie ein Mikrofon zur Unterstützung.

Sprechverbot ist dagegen angesagt, wenn bei Ihnen eine Laryngitis, also Kehlkopfentzündung, vorliegt. Dann heißt es: Klappe halten! Und zwar konsequent (es sei denn, Sie goutieren stimmliche Langzeitschäden mit Reibeisencharme). Kein Flüstern, kein Räuspern, genießen Sie es einfach mal zu schweigen. Und keine Angst, dass Sie niemand versteht, auch mit Zeichensprache lässt sich wunderbar kommunizieren. Wenn das nicht klappt, greifen Sie einfach zu Stift und Zettel.

Unterstützen können Sie den Heilungsprozess mit Inhalationen. So halten Sie Ihre Stimmlippen feucht und beschleunigen das Abklingen der Entzündung rund um den Kehlkopf. Empfehlenswert dafür sind klassische Salzwasserlösungen oder Kamille. Vorsicht bei Minze und Eukalyptus, die trocknen die empfindlichen Schleimhäute eher aus. Was Sie sonst noch tun können? Abwarten und Tee trinken. Gern Mischungen mit Salbei, Ingwer oder Süßholz.

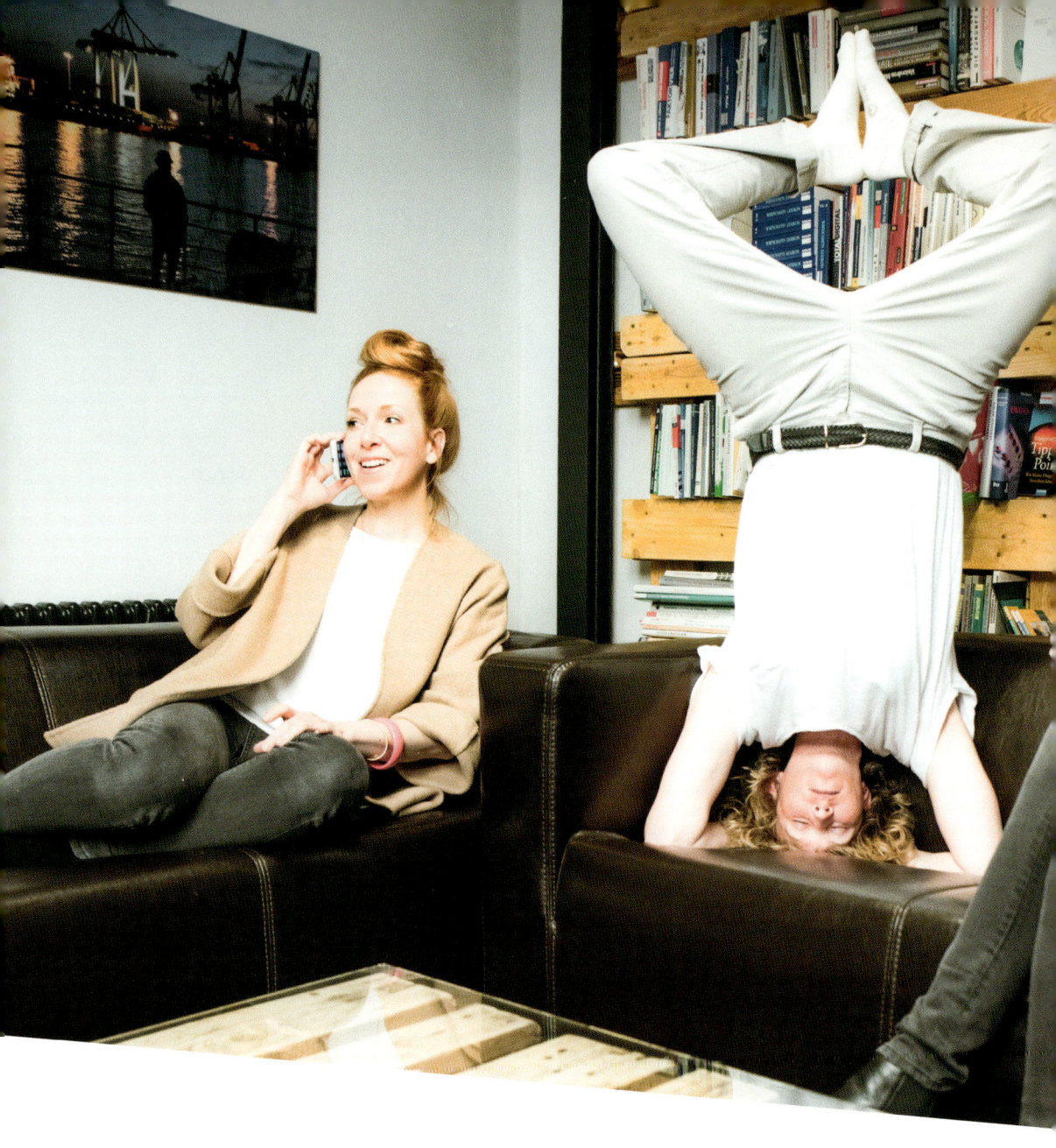

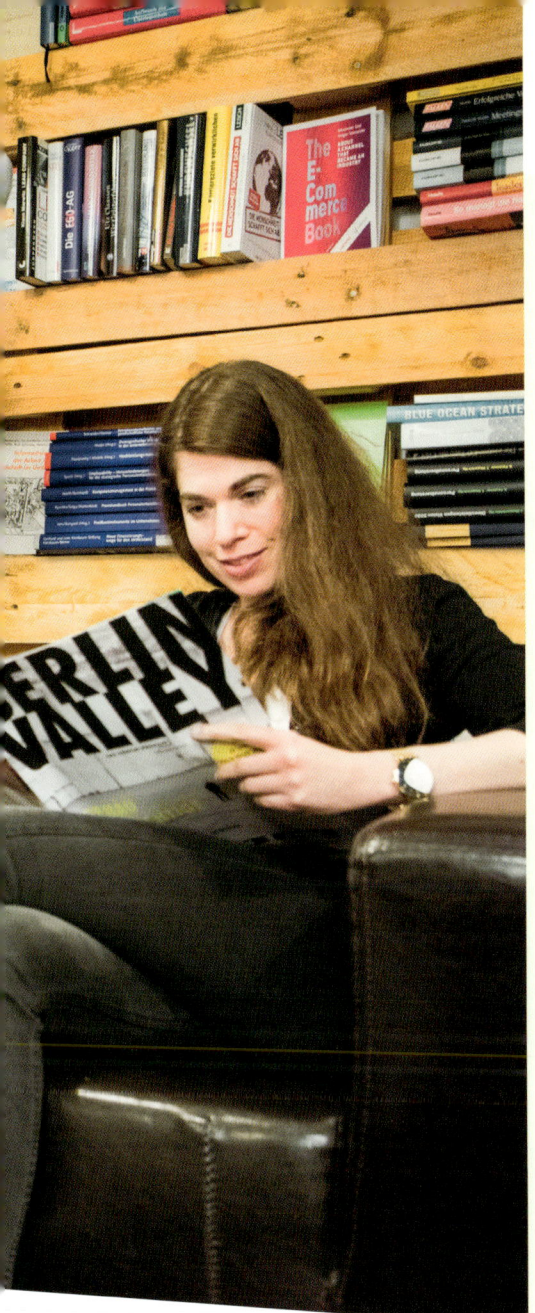

KAPITEL 7

Suppenkoma adé
Wege aus
dem Mittagstief

Mal wieder in der Mittagspause zu sehr zugeschlagen? Kloß im Magen? Suppenkoma? Wenn das Blut nach einer ausgiebigen Mahlzeit in den Magen fließt, sind kreative Eingebungen und intellektuelle Höhenflüge nicht unbedingt an der Tagesordnung. Die Konzentration geht flöten, Müdigkeit schleicht sich ein. Der Körper ist mit der Verdauung beschäftigt. Und kennen Sie auch das Gefühl, dass sich das Denken um die Mittagszeit zu verlangsamen scheint, so als hätten Sie plötzlich auf Zeitlupentempo umgestellt?

Nicht immer sorgt der Espresso nach dem Mahl für den schnellen Energiekick. Es braucht aber auch keine lange Siesta wie in südlichen Gefilden, um nach kurzer Zeit wieder fit zu sein. Ein Spaziergang an der frischen Luft wirkt wahre Wunder, regt den Kreislauf an und zaubert manch müdem Geist frische Ideen.

Auch der 10- bis 20-minütige Powernap tut gut, schafft Entspannung und belohnt mit neuer Schaffenskraft für den Rest des Tages. Diese Erkenntnis hat sich mittlerweile auch in vielen Unternehmen herumgesprochen. Ruheräume mit Liegemöglichkeiten sind nicht nur bei den Hightech-Firmen des Silicon Valley und deren deutschen Ablegern zu finden, sondern auch in den eher konservativen Branchen bis hin zum produzierenden Gewerbe. Das kurze Durchatmen und »Ablegen« gehört zum guten Ton und ist allgemein akzeptiert. Schließlich ist jede Firma auf leistungsstarke motivierte Mitarbeiter angewiesen.

Wenn es für den Spaziergang zeitlich nicht reicht, wir auf Dienstreise sind oder der Traum von einem firmeninternen Ruheraum in weiter Ferne liegt, so können wir unser Energielevel auch mit Übungen für Körper, Kopf und Stimme nach oben und unsere Verdauung in Schwung bringen. *Here we go!*

KÖRPERÜBUNG ✗

EINE RUNDE GEHEN Bitte kommen Sie nach Ihrem Mittagsmahl in die Gänge, bewegen Sie sich! Eine fixe Runde »um den Block« genügt meist schon als körperlicher und antialkoholischer »Verdauungsschnaps«.

Sofern Ihr Büro nicht auf einer Bohrinsel beheimatet oder Ihre Firma direkt am Autobahnkreuz lokalisiert ist, haben Sie vermutlich fast überall die Möglichkeit, zumindest ein paar Schritte zu gehen. Vielleicht haben Sie sogar Lust, ein paar der Kollegen zu mobilisieren und gemeinsam eine Runde zu drehen. Ihr Verdauungs- und Herz-Kreislauf-System, Ihre Gliedmaßen, Ihre Lunge, Ihre Haut und nicht zuletzt der Kopf werden es Ihnen danken.

Selbst bei straff bemessenen Pausen, die primär für die Nahrungsaufnahme eines deutschen »Tellergerichtes«, im Idealfall mit Nachtisch, bemessen sind: Nehmen Sie sich ein paar Minuten für die Bewegung an der frischen Luft, um satt, erfrischt und erholt in die zweite Tageshälfte zu starten.

DER DREHSITZ Und nach dem Mittagsmarsch »um den Pudding« wartet in Ihrem Büro noch waschechtes Office-Yoga als körperlicher Nachtisch auf Sie. Das schier Geniale dabei: Genauso wie Sie Ihr Dessert vermutlich im Sitzen vertilgen würden, geht es auch – der Übungsname verrät es schon – mit dem »Drehsitz«.

Setzen Sie sich aufrecht auf einen Stuhl, Ihre Füße stehen hüftbreit auf der Erde, richten Sie Ihre Wirbelsäule einatmend der Länge nach auf. Nun drehen Sie sich mit Ihrer Ausatmung langsam und vorsichtig in die »Verschraubung« nach rechts, legen Sie dazu Ihre linke Hand außen an den rechten Oberschenkel und die rechte Hand hinten an die Stuhllehne. Wer möchte, kann zudem das rechte Bein über das linke Knie schlagen. Achten Sie darauf, Ihren Kopf nur so weit mitzudrehen, wie es ohne große Mühe möglich ist.

109

Atmen Sie ruhig und tief drei Mal ein und aus, dann lösen Sie die Position wieder auf und wiederholen die Übung auf der anderen Seite. Machen Sie ruhig drei, vier Wiederholungen auf jeder Seite abwechselnd.

Der Drehsitz wirkt beruhigend, stressabbauend und regt durch den »Twist« die Verdauungs- beziehungsweise die allgemeine Stoffwechselaktivität im Rückenmark an. Ergänzend halten Sie Ihre Wirbelsäule flexibel und massieren die Bauchorgane.

KALTES WASSER UND PFEFFERMINZÖL   Noch ein Tipp am Rande: Ein seligsatter, mittagsmüder Körper wird – zusätzlich zum Spaziergang und zum Drehsitz – wieder fit, wenn Sie auf der Toilette für ein paar Sekunden eiskaltes Wasser über die Handgelenke laufen lassen. Übrigens ist das auch eine wirksame Maßnahme bei hitzköpfigen Konferenzen.

Hitzköpfen (und allen satten Kantinenkunden) sei zudem empfohlen, ein paar wenige Tropfen Pfefferminzöl an die Schläfen zu reiben; die ätherischen Düfte machen wieder fit!

KOPFÜBUNG

Abhängig davon, was und oft auch wie viel zum Mittag auf Ihrem Teller (oder in Fastfood-Manier in der Hand) gelandet ist, stagniert nach dem Magenfüllen häufig auch unser Kopf. Kein Wunder, denn das Blut aus dem Hirn fließt fix zwei Etagen tiefer, um sich der Verdauungsarbeit zu widmen, während Sie noch im »Pausenmodus« sind.

ZERSTREUUNG FÜR DIE PAUSE   Auch wenn es von Ihrem ganz persönlichen Bio- beziehungsweise Leistungsrhythmus abhängt – aber zu Mittag haben in der Regel sehr wenige Menschen ihr geistiges und körperliches Hoch. Genau wie Ihr Magen und Darm »Arbeit« (Essen) und »Pause« (Verdauung) benötigt, kann Ihr Geist auch nicht gleich wieder hochtourig komplexe Gedanken jonglieren. Gönnen Sie sich als »hirnigen Nachtisch« doch noch etwas Zerstreuung, bevor es kognitiv wieder zur Sache geht.

Lachen ist immer gut (auch für Ihre Bauchmuskeln!), vielleicht schauen Sie online noch ein paar lustige Videos, telefonieren Sie kurz mit dem besten Freund, oder lesen Sie noch zwei Seiten – gerne auch hier »leicht Verdauliches« in Ihrer Lieblingszeitschrift. Das kurzzeitige und vor allem »kurzweilige« Beschäftigen mit heiterer und seichter Kost hilft Ihrem Kopf im Anschluss an die Mittagspause, wieder mit voller Umdrehungszahl durchzustarten.

Weniger ratsam ist es, Ihre Mittagspause (Pausen sind heilig) für Arbeits-E-Mails, Telefonate oder schlimmstenfalls »Durcharbeiten« mit einhändiger Nahrungsaufnahme am Computer durchzuführen. Die Pause sollte ein ganzheitliches Kontrastprogramm bieten.

MIT NEUEN KOLLEGEN IN DIE PAUSE? Vielleicht haben Sie sogar Lust, mal neue Kollegen kennen zu lernen? Mittlerweile gibt es (neben der Möglichkeit, dies über das Schwarze Brett oder Intranet selbst zu initiieren) mit »Lunch Roulette«, »Lunchmates« und sehr wahrscheinlich nunmehr noch weiteren Anbietern viele Optionen, auch »gesellig« über den eigenen Kantinentellerrand zu schauen und mal mit noch unbekannten Kollegen den kulinarischen Firmenflurfunk zu begehen.

Diese Online-Tools ermöglichen, sich mit noch fremden Kollegen im Zufallsprinzip zum Mittag zu verabreden. Neben der Ausweitung der eigenen Komfortzone und möglicherweise ganz neuen Perspektiven auf die eigene Firma warten vielleicht sogar neue »Frollegen« (die freudebringende Züchtung aus Freunden und Kollegen) in spe.

⬤ STIMMÜBUNG

DIE FEUERATMUNG Schon mal von Feueratmung oder Kapalabhati gehört? Diese Schnellatmung kommt aus dem Yoga und aktiviert Ihr Verdauungsfeuer, perfekt also nach allzu viel Futter beim Lunch. Durch die intensive Bewegung des Zwerchfells massieren wir unsere Bauchorgane wie Magen, Darm, Milz, Bauchspeicheldrüse, Leber, Nieren, Blase, Gallenblase, Eierstöcke, Eileiter und Harnwege.

Bei regelmäßiger Ausübung wirkt die Feueratmung positiv auf unseren Stoffwechsel und kann Verstopfungen lösen. Nicht selten wird der Darm bei allzu wenig Bewegung im Büroalltag ja etwas lethargisch. Bei Problemen mit Durchfall ist diese Übung dagegen nicht die richtige Wahl.

Sie fragen sich, was das Ganze mit Ihrer Stimme zu tun hat? Bei einem allgemein niedrigen Energielevel sackt natürlich auch unsere Stimme ab. Mit dieser Übung bringen Sie sich ganzheitlich wieder in Schwung und trainieren ganz nebenbei Stützmuskulatur, Zwerchfell und Lunge, sodass Sie nach dem kleinen Mittagstief sofort wieder stimmlich überzeugen können.

Setzen Sie sich für die Übung aufrecht hin. (Wir wiederholen uns, oder? Aber man kann es einfach nicht oft genug sagen.) Atmen Sie durch die Nase tief ein. Dann pumpen Sie die Luft mit einem kräftigen Impuls durch die Nase wieder aus. Der Bauch sollte sich dabei kurz einziehen und dann wieder lösen. Schultern und Kopf bleiben ruhig. (Sie erinnern sich an die Zwerchfellübung aus Kapitel 2? Die mit dem Wegscheuchen der Katze? Das ist das gleiche Prinzip.)

Wiederholen Sie die Übung zehn Mal hintereinander, und konzentrieren Sie sich jeweils auf das Ausatmen. Das Einatmen passiert automatisch: Sobald sich der Bauch löst, füllt sich Ihre Lunge wieder mit Luft. Machen Sie eine kurze Verschnaufpause mit zwei normal langen Atemzügen. Starten Sie erneut. Üben Sie weitere drei bis fünf Runden. Danach sollten Sie gut durchblutet und mit viel frischem Sauerstoff versorgt sein.

Wenn Sie es etwas intensiver mögen, machen Sie die Feueratmung eine Minute lang. Aber Obacht! Bleiben Sie nach der Übung noch einen Moment sitzen, und lassen Sie Ihren Kreislauf wieder zur Ruhe kommen. Ungeübte neigen manchmal zur Hyperventilation. Vorsicht auch bei Schwangerschaft und Bluthochdruck. Nehmen Sie sich in diesem Falle Zeit, um ein paar tiefe und ruhige Atemzüge zu nehmen, einatmend durch die Nase, ausatmend durch den Mund. So haben Sie einen ganz sanften Entspannungs- und Verdauungskick.

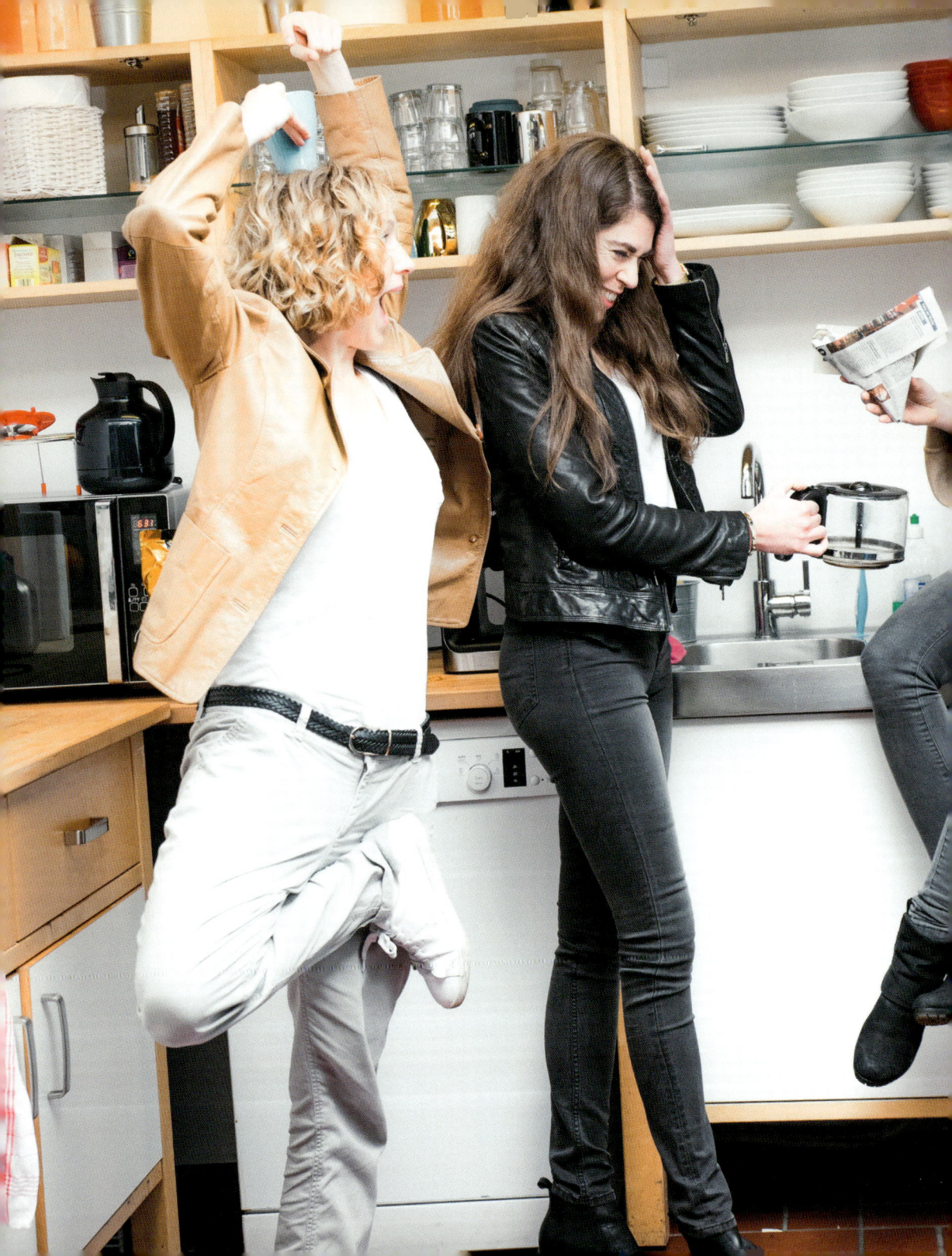

KAPITEL 8

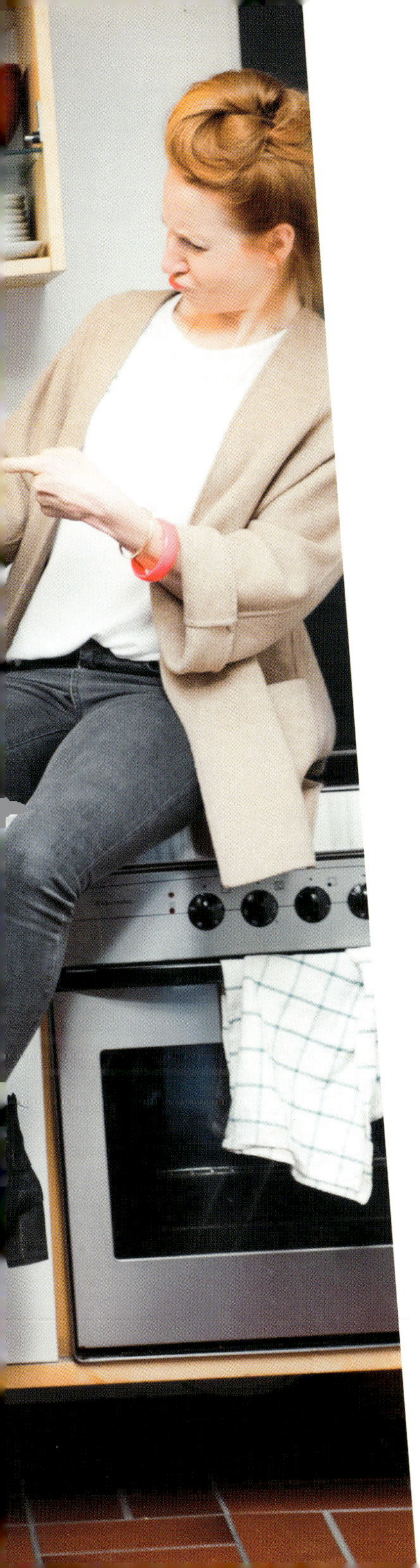

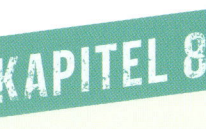

Kreativtipps für Gewohnheitstiere

Not macht erfinderisch

Kreativität! Keine Bange: In diesem Kapitel erwartet Sie keine Anleitung für gestalterische Maßnahmen, um Ihren Schreibtisch zu verschönern. Und falls Sie ein reiner Kopfarbeiter sein sollten: Sie werden auch nicht im kreativen Malen nach Zahlen von uns geschult.

Das weite Feld Kreativität hat weitaus mehr zu bieten als vermeintliche schöpferisch-künstlerische Aspekte. Mal ganz nüchtern-sachlich betrachtet bietet uns die Entfaltung der eigenen Kreativität einen handfesten »Plan B«, den wir alle – komplett jobunabhängig – täglich brauchen. Sie sind schon kreativ, wenn Sie einen neuen, anderen, vielleicht sogar unerprobten Lösungsweg nehmen, um an Ihr Ziel zu kommen. Darunter fällt übrigens auch die spontane Wahl eines anderen Weges zur Arbeit.

Und sollten Sie die Situation am Nachmittag – rund um Leistungstief sowie Zucker- und Koffeinhoch – in der Büro-Teeküche nur zu gut kennen, dann erfahren Sie möglicherweise jetzt Ihr persönliches Kreativfutter für Ihre grauen Zellen.

Visualisieren Sie (es geht schon los mit dem Anwerfen Ihres Kreativ-Motors) folgende – vermutlich – bekannte Situation: Es ist kurz vor 16 Uhr, die E-Mails und die zu erledigenden Aufgaben werden erfahrungsgemäß nicht weniger – die Motivationskurve »streng monoton fallend«: jetzt eine Tasse schwarzes Gold in der Küche und den letzten Tagesabschnitt souverän beenden.

Doch beim Öffnen der Türe zur schmalen Büroküchenzeile die schockschwere Not: die leere gläserne Kaffeekanne auf der Heizplatte der Maschine. Der Koffeindurst muss noch warten, bis die nächste Kanne gekocht ist. Doch nun nimmt das Übel seinen Lauf oder – durch die Optimistenbrille – nimmt Ihr Kreativitätstraining Fahrt auf: Keine einzige Filtertüte mehr im Schrank, um einen neuen Pott aufzusetzen! Wie nun zu und an Kaffee kommen? Not macht erfinderisch: Der schöpferische Geist sucht fix nach engmaschigen Alternativen, die Pulver und Wasser trennen könnten. Eine Möglichkeit: Bei der Teamassistenz anstelle von Heftpflastern, Kopierpapier und neuem Textmarker nach einer Nylonstrumpfhose fragen oder gleich – falls Sie als Frau darüber verfügen sollten – die eigenen »Füßlis« um den Plastikfilter spannen.

Zugegeben, das ist ein Lösungsweg, jedoch vermutlich nicht der hygienisch-unkomplizierteste, denn die nächste Herausforderung würde sodann warten mit: »Und wie kommen Sie an einen neuen Strumpf?«

Die meisten bahnbrechenden Erfindungen, von der Glühbirne über Post-its bis hin zum Einkaufswagen, Martinshorn oder Barcode, sind »glücklichen Zufällen« oder vorherigem Scheitern geschuldet. Hätten alle Erfinder (oder besser: Kreatoren und Schöpfer) gleich die Flinte ins Korn geworfen, so wären wir heute um so manche Arbeitserleichterung ärmer.

Mit diesem Wissen zurück zum Kaffeenotstand: Lassen Sie uns gemeinsam nach neuen Wegen für eine Lösung dieser herausfordernden Situation suchen.

Auf Tee umsteigen? Fix in die Kantine sprinten? Am nächsten Kiosk (sofern in der Nähe?) Instant-Kaffeepulver kaufen? Andere »energiebringende« Flüssigkeiten (Cola, schwarzer Tee) oder Lebensmittel einnehmen oder gleich anstelle der »Aufnahme« eine winzige Sporteinheit für einen frischen Geist einlegen? Oder gleich an langfristig kreativen Lösungen basteln und per Zettel (die sind ja so beliebt in den Büroküchen) ein beschwichtigendes »Bitte neue Kaffeefilter besorgen, wenn sich die Packung dem Ende ncigt« für alle sichtbar ankleben?

Nach so viel Kreativität hat sich jeder mehr als einen vollen Becher verdient.

Im Ernst: Notwendige neue Wege bei täglich lauernden Herausforderungen in unserer Arbeitswelt erfordern häufig Mut oder auch Durchsetzungsvermögen gegenüber Kollegen der Sorte »Das haben wir aber immer schon so gemacht«. Und glauben Sie bloß nicht, dass es in der (vermeintlichen) Kreativbranche immer auch entsprechend zur Sache geht! Die Autorinnen des Buches kennen aus eigener Erfahrung zahlreiche gegenteilige Erfahrungen, die weitere Bücher füllen könnten.

Eingefahrene Herangehensweisen, mitunter rostige Routinen oder auch starre Haltungen in Körper und Kopf (und vielleicht sogar der Stimme!) begegnen uns überall. Wir wollen sichere Routen und vor allem das erfolgreiche »Schema F« auch keineswegs verteufeln – einer der großen Vorteile (vermutlich neben einer vollen Tasse Kaffee) ist »Sicherheit und Erfahrung« und mehrheitlich vermutlich auch Erfolg.

KOPFÜBUNG

KREATIVITÄT – SCHRITT FÜR SCHRITT Ob Wertpapieranalystin, Reiseverkehrskaufmann, Spediteur oder Vorstandssekretärin – werden Sie kreativ! Hinterfragen Sie Ihre Abläufe, probieren Sie einfach mal einen anderen Weg auf der sicheren und geschmierten Bahn der bisherigen Lösungen aus. Vielleicht auch zunächst mit kleinen Schritten – anstelle des Nylonstrumpfs kann auch die Tasse Tee als kreative Alternative herhalten.

Und Ihr gestalterisches Talent beginnt und endet nicht am Pförtnerhäuschen oder an der Stempeluhr; vielleicht robben Sie sich in kleinen schöpferischen Schritten an die Ausgestaltung Ihres Gestaltpotenzials und nehmen mal einen anderen Weg zur Arbeit, wandeln die »Büroklamotte« mit wenigen Handgriffen in ein freizeittaugliches After-Workoutfit um oder probieren ein neues Hobby nach Feierabend – vielleicht ja sogar etwas »Künstlerisches«?

Und noch ein fixer, kreativer Denkanstoß für Ihren Kopf, die Fortgeschrittenen-Variante zum fehlenden Kaffeefilter – möglicherweise auch als spaßige Kollegenrunde in Quizshow-Manier: Überlegen Sie (und zügeln Sie bitte, bitte niemals Ihre Fantasie – hier ist es vollkommen egal, ob etwas realisierbar ist oder nicht), was Sie tun können, wenn zum Beispiel der Beamer ausfällt, sich das Firmengebäude in eine Hüpfburg verwandelt, Sie morgens zur Arbeit paddeln müssten, Sie mit nur einem Kochtopf für das gesamte Team eine vegane Speise kochen müssten. Überlegen Sie gern nach weiteren total absurden Fragenstellungen für verrückt-kreative mögliche Lösungen.

Eine andere kreative Methode für neue Lösungswege ist die Variante, sich in eine andere Person hineinzuversetzen. Stellen Sie sich vor, während einer Präsentation fällt der Beamer aus:

▶ Was würde Donald Duck tun?
▶ Was würde Napoleon tun?
▶ Was würden Otto Waalkes oder Nena tun?
▶ Was würde Ihr Chef tun?

Und noch eine wichtige Info, um das häufig beschworene Gruppen-Brainstorming zu relativieren: Trotz allem Spaß, aller Freude und »sozialem Miteinander« – nicht jeder Mitarbeiter bringt den Mut und das Naturell mit, in bunter Teamrunde gemeinsam neue Wege zu überlegen. Scheue Rehe doktern mitunter lieber allein in der stillen Kammer an neuen Ideen und kommen auf ebenso tolle Einfälle und neue Herangehensweisen!

Mittlerweile wurde gemäß einer Studie sogar wissenschaftlich herausgefunden, dass Gruppen-Brainstorming nicht per se für neue Ideen förderlich ist (Ze.tt online vom 12.2.2016).

WIE NEUE NEURONALE VERKNÜPFUNGEN ENTSTEHEN

Probieren wir etwas Neues aus, so muss unser Kopf Höchstleistung erbringen. Neue Erfahrungen, die Wahl neuer Wege, Lösungen, Herangehensweisen können Sie sich bildhaft (Sie befinden sich auch gerade während des Lesens fortwährend im Kreativmodus!) mit einem Kampf durch den Dschungel vorstellen. Im Urwald wartet tiefstes Dickicht, schwere Äste, überwucherte Bäume, Zweige, durchkreuzt von zahlreichen Lianen, stark verzweigte Wurzeln auf dem unebenen und sumpfigen Boden. Wollen wir hier forschen Schrittes durchkommen, müssen wir uns zunächst mühsam mit Machete, Buschmesser, beiden Händen und unter körperlicher Höchstanstrengungen im wahrsten Sinne des Wortes einen neuen Weg bahnen.

Mit dieser Anstrengung kämpft Ihr Kopf, wenn Sie das erste Mal (vielleicht sogar mit Angst oder Abneigung gegen den neuen Weg, was ganz »normal« wäre, weil neue Wege mitunter auch beängstigend sein können) eine neue Handlung vornehmen.

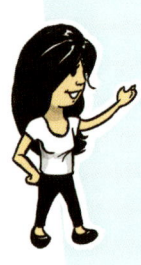

Um Ihnen noch plastischer zu verdeutlichen, wie Sie sich Ihr bisheriges Schema F vorstellen können: die souveräne Fahrt – seit Jahrzehnten im Besitz des Führerscheins – in Ihrem PKW auf der Autobahn. Und zwar auf der kurvenlosen, breiten und ebenen Strecke mit Leitplanken und gut beleuchtet, die Sie in- und auswendig kennen, genau wie Ihren Wagen. Hier müssen wir keine Schneisen mehr schlagen, sondern wir gleiten oder rasen ohne Hindernisse ans Ziel.

Das Autobahn- und Urwald-Beispiel übertragen auf die Vorgänge in unserem Gehirn veranschaulicht:

In unserem Hirn gibt es weit über 100 Milliarden Nervenzellen. Für alles, was wir denken oder tun, werden diese Nervenzellen aktiv und verbinden sich mit circa 15 000 Nervenzellen. So entsteht das sogenannte »neuronale Netzwerk«.

Nehmen wir ein ganz banales Beispiel für die Umsetzung – noch bevor Sie sich so bahnbrechenden Neuerungen wie der Organisation neuer Arbeitsabläufe in Ihrer Abteilung widmen – einer neuen Gewohnheit. Probieren Sie bitte (als Rechtshänder), sich am Morgen im Badezimmer mit links die Zähne zu putzen. Neben einem vielleicht mit Zahnpasta verschmierten Spiegel passiert Folgendes in Ihrem Kopf: Es fühlt sich komplett ungewohnt an – in Ihrem Gehirn gibt es für den Weg oder die »Lösung geputzte Zähne mit links« noch keine »Autobahn«, sondern Sie stehen mit Ihrem Buschmesser im Dschungel und müssen sich anstrengen, um voranzukommen. Kurzum: Im Gehirn existiert ein noch ganz dünnes Netzwerk aus 15 000 Nervenzellen.

Sobald Sie am nächsten Morgen erneut mit der linken Hand zur Zahnbürste greifen, geschieht Folgendes: Das Netzwerk wird etwas stärker, das heißt, im Dschungel hätten Sie zwar noch keinen Trampelpfad, von der asphaltierten Autobahn mal ganz zu schweigen, jedoch können Sie heute noch das plattgetretene Dschungelgrün vom Vortag erkennen. Die Verbindung der Nervenzellen wurde gestärkt und ausgebaut, sodass aus dem anfänglichen »einen Pfad durch den Urwald schlagen« eine geteerte Autobahnroute werden könnte.

Und ganz egal, was Sie neu ausprobieren: Alles fühlt sich zunächst ungewohnt an, da es dafür noch kein neuronales Netz in Ihrem Gehirn gibt, das muss erst angelegt werden und dann mit jeder Wiederholung gestärkt, geebnet werden.

Und je nach Tätigkeit, Gewohnheit, Lösung, Weg dauert es eben auch unterschiedlich lange, bis sich eine neue Gewohnheit so vertraut anfühlt wie die erprobte. Bei einer Zahnputz-Umstellung kann es gut 14 Tage dauern, bis es sich genauso vertraut anfühlt wie die erste – sichere – Variante mit der rechten Hand.

Wenn allein das schon zwei Wochen braucht, können Sie sich vermutlich vorstellen, warum es so schwierig ist, neue Routinen und Lösungswege zu alten Problemen zu etablieren. Gleichzeitig hilft uns dieses Wissen aber auch dabei, Ausdauer an den Tag zu legen und den Glauben daran zu stärken, dass auch im tiefsten Dschungel eine Autobahn entstehen kann. Auch wenn wir – fernab des Vergleichs! – die Natur natürlich bevorzugen.

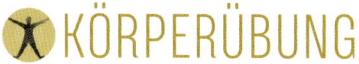

KÖRPERÜBUNG

TIERISCHE YOGA-ÜBUNGEN   Und wie werden Sie körperlich kreativ? Ein paar Yoga-Asanas liefern mit Katze, Kuh, hinauf- und hinabschauenden Hunden, Krähe, Adler, Fisch und Taube schon in tierischer Manier allerlei kreatives Gekreuche und Gefleuche.

Die Tiernamen der Übungen zeigen die sinnliche Komponente des fernöstlichen Trainings für Körper und Seele und die tiefe Verbindung zur Natur. Viele Asanas werden mit Tiernamen beschrieben, da Tiere derlei Haltungen instinktiv einnehmen, weil sie ihnen offenbar guttun. Der »herabschauende Hund« ist zum Beispiel eine klassische Stellung, die Hunde einnehmen, bevor sie aufstehen – eine Asana, die die Wirbelsäule sowohl von Vier- als auch von Zweitbeinern streckt und gleichzeitig die Beinmuskulatur dehnt.

DER YOGA-BAUM   Und vielleicht fühlen Sie sich inmitten Ihrer Kollegen mitunter auch wie im Zoo: Jedes Tierchen hat so sein Pläsierchen. Wir bleiben kreativ, verabschieden uns aber aus der Tierwelt – denn schließlich sind wir noch in der Teeküche – in die freie Natur, genauer gesagt in den »Wald«. Denn sogar einer kurzen Stippvisite in die Natur werden kreative Kräfte und Eingebungen zugesprochen. Aber warten Sie noch ein wenig ab ...

Die Redewendung »x Jahre auf dem Buckel haben«, umgangssprachlich für die Bezeichnung des eigenen Alters, kommt nicht von ungefähr. Je mehr die Zeit voranschreitet, desto eher haben wir es »am Rücken«. Nicht zuletzt auch an und nach sehr zeitintensiven Arbeitstagen.

Spätestens beim abendlichen Runterfahren des Computers ist auch unser Rücken »runtergefahren«, und wir hocken mit einem Buckel wie der Affe auf dem Schleifstein am Schreibtisch. Nicht so nach der Lektüre dieser körperlichen Hilfestellung! Wir empfehlen Ihnen – und zwar nicht nur an langen Arbeitstagen – den Büro-Yoga-»Baum«, um wie die hölzernen

Gewächse wieder in die Aufrechte zu kommen. Ferner sorgt diese Asana (Yoga-Haltung) für das innere Zentrieren.

Los geht's: Stellen Sie sich mit geschlossenen Beinen und Füßen aufrecht hin, und atmen Sie ruhig ein paar Male tief und bewusst ein und aus. Strecken Sie nun Ihre Arme seitlich aus, verlagern Sie das Gewicht zunächst auf das rechte Bein, heben Sie den linken Fuß an; drehen Sie – sofern Sie gesunde Knie haben – das Knie so weit wie möglich nach außen. Setzen Sie nun die Sohle des linken Fußes oben an der Innenseite Ihres rechten Oberschenkels, alternativ auch zunächst an der Wade oder, sollte das noch zu wackelig sein, platzieren Sie den Ballen einfach am Boden. Die Arme strecken Sie leicht angewinkelt nach oben, schließen die Hände aneinander und halten die Bauchspannung, indem Sie Ihren Bauchnabel leicht Richtung Wirbelsäule ziehen (optisch vergleichbar mit einem Matratzenknopf). Halten Sie die Position für rund 15 Sekunden, und wechseln Sie dann auf das andere Bein.

Und keine Angst oder Scham bei einem wackelnden Baum – sollte Ihr Körper anfangs oder auch die ersten Male beziehungsweise an wirklich turbulenten Tagen ins »Schwanken« geraten, trösten Sie sich: Umso mehr muss Ihre tiefe Rumpfmuskulatur gegensteuern.

Der Baum stärkt somit nicht nur Ihre Balance, sondern verbessert zudem Ihre Haltung und festigt Ihren Rumpf. »Innerseelisch« sorgt diese stabilisierende Position dafür, Bestimmtheit und Zielorientiertheit zu entwickeln. Und möglicherweise fallen Ihnen die kreativen Einfälle bald schon wie Äpfel von den Bäumen.

STIMMÜBUNG

JODELN   Na, unsere Kreativitätsübungen haben Sie schon ganz schön aus den eingefahrenen Routinen gebracht, oder? Aus der gerade liebgewonnenen Urwald- und Tiergartenszenerie entführen wir Sie nun auch schon wieder in das romantische Bergpanorama der gar nicht so fernen Schweizer Alpen. Hier, wo die Welt noch in Ordnung ist, wo Kühe und Alm-Öhis zu Hause sind, wird einem kreativen Brauch gefrönt, der ohne Frage in die Kategorie Stimmakrobatik gehört: Jodeln!

Um es gleich vorwegzunehmen: Diese Art der Lautmalerei ist nicht nur in der Schweiz und in Bayern daheim, sondern auch im Harz und im Erzgebirge, in Spanien, Schweden, Polen und, man lese und staune, in Zentralafrika. Dort garantiert ohne Dirndl-Look.

Während die Jodelgesänge früher vorrangig der Verständigung dienten, sich Hirten mit diesen klangreichen Silbengebilden über weite Distanzen kurzschließen und ihre Tierherden beisammenhalten konnten, ist Jodeln heute nicht nur bei Volksfesten, Stammesriten oder Selbsterfahrungsworkshops angesagt, sondern selbst bei Berliner Trendsettern.

Denn: Jodeln tut gut, den dabei entstehenden Obertönen sei Dank. Es trainiert und erweitert zudem Ihre Stimmrange und damit letztendlich Ihren vokalen Farbkasten. Und schließlich hören wir alle doch lieber einer lebendig modulierenden Stimme zu (siehe auch Kapitel 6) als einer auf zwei Tönen gleichförmig dahinsabbelnden, oder?

Das Gute am Jodeln im Gegensatz zu »echter« Akrobatik: Die Verletzungsgefahr geht gen null, es ist schnell zu erlernen, der Spaß und der Trainingseffekt für die Stimme sind groß. Anstatt Flickflack und Handstand üben wir hier den Stimmüberschlag von Brust- auf Kopfstimme (siehe Kasten über Brust- und Kopfstimme) und wieder zurück, meist mithilfe von größeren Intervallsprüngen beziehungsweise Tonabständen. Ebenso typisch ist die einer Fantasiesprache ähnelnden Aneinanderreihung von Silben. Der Registerwechsel vollzieht sich von der Bruststimme mit dunkler klingenden Vokalen wie a und o in die feiner klingende Kopfstimme mit Vokalen wie e oder i, diese Vokale sind in der Höhe vergleichsweise leichter zu singen.

Ihnen fehlt gerade die Vorstellungskraft, wie sich Jodelgesang anhören kann? Bestimmt kennen Sie noch das »Holadiiijooo« aus der Serie *Heidi*? Hören Sie sich den Soundtrack ruhig mal wieder an, und lauschen Sie den Jodelsequenzen am Anfang und gen Ende (beziehungsweise singen Sie sofort beherzt mit!), da werden doch gleich auch schöne (?) Kindheitserinnerungen wach.

Vielleicht starten Sie mit Ihren Kollegen einfach mal einen kleinen Jodelwettstreit? Könnte ganz lustig werden. Und wenn's in der Kaffeeküche nicht passt, dann vielleicht beim nächsten Firmenfest, anstatt Kegeln, Büchsenwerfen oder einfach »nur« Trinken.

Aber gut, da lautes Jodeln als Pausenbeschäftigung während der Arbeitszeit (obwohl es sehr viel gesünder ist als Rauchen) wohl noch für manche Irritation sorgen wird, haben wir für Sie natürlich auch wieder eine ruhige Variante, die Sie allein in der Küche machen können, während der Kaffee durchläuft.

Von einer angenehmen Lage in der Bruststimme aus starten wir auf dem Vokal a und machen dann einen Quartsprung nach oben in die Kopfstimme und auf den Vokal i. Von dort aus geht es wieder nach unten. Dann wechseln wir rasch hin und her. Jetzt kommt bei einigen von Ihnen die Frage auf: Was ist ein Quartsprung?

Die Quarte ist ein Intervall und umfasst sechs Halbtöne (auf einer Klaviertastatur zählen Sie hier die weißen und die schwarzen Tasten mit) beziehungsweise vier Töne auf der diatonischen Tonleiter. Wenn Sie beim Ton c starten, landen Sie nach einem Quartsprung auf dem f. Sollten Sie kein Piano zur Verfügung haben und das Thema Gehörbildung aus Ihrem Leben verbannt haben, so rufen Sie sich einfach mal die tonale Folge des Martinhorns wach und imitieren diese. Voilà, mit dem Tatüüütataaa haben Sie Ihren Quartsprung.

Für alle Geübten: Probieren Sie gern auch einmal einen Quintsprung. Der hört sich dann so an wie die Gitarrenfigur vom Anfang von »Chasing cars« oder »Morgen kommt der Weihnachtsmann« (der Sprung liegt hier zwischen dem *morgen* und *kommt*). Üben Sie weiter bis der Tonsprung sauber gelingt. Legen Sie gern einmal einen Finger an Ihren Adamsapfel, und beobachten Sie die Auf- und Abbewegungen Ihres Kehlkopfs. Dieser sollte sich wie ein hochmoderner Fahrtstuhl federleicht und ohne Druck hoch und runter bewegen können.

HABE ICH ZWEI STIMMEN IN MEINER BRUST? ÜBER BRÜCHE, BRUST- UND KOPFRESONANZ

Sicherlich ist Ihnen schon einmal aufgefallen, dass Ihre Stimme in verschiedenen Tonlagen einen anderen Klangcharakter bekommt? Wenn Sie mit Ihrer Sprechstimme einen Ton ein paar Sekunden stehen lassen, so ist dieser womöglich kräftig und resonanzreich. Springen Sie einen großen Satz nach oben und intonieren hier ein langes Aaaa, so ist der Sound womöglich hauchig und weniger stabil.

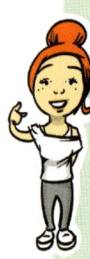

Natürlich verfügen Sie nicht über zwei separate Stimmen. Die »Produktionsstätte« ist, egal auf welcher Höhe wir uns gerade befinden, unser Kehlkopf mit den dazugehörigen Stimmlippen. Tatsächlich gibt es aber zwei (Haupt-)Register, die Brust- und die Kopfstimme, letztere wird beim Mann auch Falsett genannt. Der Sound-Unterschied beruht auf den je nach Tonhöhe unterschiedlich dominant arbeitenden beiden Kehlkopfmuskeln. Während im Brustregister der innere Kehlkopfmuskel (Musculus vocalis) stärker am Werk ist und dafür sorgt, dass die Stimmlippen im Ganzen schwingen (Vollschwingung), dominiert bei der Kopfstimme der äußere Kehlkopfmuskel (Musculus thyreoarytaenoideus), auch Stimmlippendehner, genannt.

Je tiefer wir mit unserer Stimme gehen, desto entspannter schwingen unsere Stimmbänder und desto mehr befinden sie sich im geschlossenen Modus, weswegen wenig Luft entweichen kann und wir lang bei Atem sind. Je höher wir mit unserer Stimme gehen, desto länger und dünner werden unsere Stimmbänder durch den Stretch seitens des Stimmlippendehners. Am Ende schwingen die Stimmlippen nicht mehr im Ganzen, sondern nur der äußere Rand (Randschwingung), dadurch entweicht viel Luft, und wir sind in der Höhe oft kurzatmiger.

Die Namensgebung für diese beiden Stimmregister erklärt sich übrigens ganz logisch: Die Kopfstimme füllt eher die Resonanzräume rund um Stirn-, Mund- und Nasenbereich, während die Bruststimme besonders die Hohlräume unterhalb des Kehlkopfes »bespielt«. Dazwischen hören wir bei ungeübten Stimmen eine Art Bruch: einen plötzlichen Wechsel der Stimmqualität von einer beispielsweisen kräftigen in eine eher hauchige Stimme.

Während das Klangideal in der klassischen Musik das einer Stimme ist, welche nahtlos von der Kopf- in die Bruststimme übergeht, wird in der Popmusik bewusst mit den Übergängen gespielt. Der Bruch wird als Stilmittel genutzt. Zu hören bei Künstlern wie Alanis Morisette oder beim Welthit »Zombie« der Band Cranberries.

DAMIT STIMME UND KOPF ZUSAMMENARBEITEN – WEGE AUS DEM BERÜHMTEN »ÄHM«

Aber was bringen uns eine tolle Stimmrange und viele Farben im Malkasten, wenn uns die Worte fehlen beziehungsweise die Kreativität, um damit schlagfertig zu jonglieren? Wie gern hören wir Menschen zu, die mit Wortwitz und Eloquenz Ihre Zuhörer um den berühmten Finger wickeln?

Selbst wenn Sie sich nicht zu dieser Kategorie zählen, so ist dies kein Grund, sich zurückzuziehen oder sich im immer gleichen altbekannten Wortkarussell zu bewegen. Das Spiel mit der Sprache macht Spaß und ermöglicht Ihnen, sich in jeder Situation passend und anschaulich auszudrücken.

Damit wir unseren Wortschatz halten oder bestenfalls ausweiten, müssen wir ihn allerdings regelmäßig trainieren. Sie wissen doch, wie Ihre Muskeln reagieren, wenn Sie sie nicht nutzen, gell? Nichts anderes passiert, wenn unsere Sprache brachliegt oder wir uns mit unseren einmal zugelegten Sprachbaukasten immer wieder im Kreis drehen. Dann wird die Leitung zwischen Hirn und Stimme irgendwann träge und heraus kommen Stotterlaute und das ach so beliebte »Ähm«.

Übrigens: Dass Sie eine Menge Worte verstehen, heißt noch lange nicht, dass Sie diese bei Bedarf auch souverän aus dem Hut zaubern können. Es gibt einen kleinen, feinen Unterschied zwischen passivem und aktivem Wortschatz!

Nutzen Sie daher jede Gelegenheit, Ihr Vokabular flexibel und fantasievoll zu nutzen und immer neue Wörter vom passiven in den aktiven Wortbestand zu transferieren. Jeder kleine Schritt, jeder kleinste Schnack in der Kaffeeküche mit Kollege X, Y oder Z zählt und bietet Ihnen nicht nur die Möglichkeit eines netten kollegialen Miteinanders, sondern auch eines kleinen sprachlichen Trainings:

- um auf allzu viele Wiederholungen in der Sprache verzichten zu können,
- um Zusammenhänge oder Erlebnisse bildhaft und für den Zuhörer spannend darzustellen,
- um sprachlich flexibel und spontan reagieren zu können (anstatt erst Minuten später auf die coole, schlagfertige Antwort zu kommen),
- um das von Ihnen Gesagte oder Erzählte nachhaltiger beim Gegenüber zu verankern,
- um selbstsicherer in Gespräche, Meetings und Bühnensituationen zu gehen.

Sie wünschen sich ein paar Übungen, damit die Worte bald nur so aus Ihrem Kopf und Ihrem Munde sprudeln? Kein Problem!

- Finden Sie jeweils fünf bis acht Synonyme für gehen (schlurfen ...), lachen (gackern ...) und schlafen (pennen ...) sowie für Schreibtisch, Arbeit und Feierabend. Suchen Sie von Tag zu Tag immer wieder neue Wörter und Herausforderungen.
- Sammeln Sie zehn Verben, die mit A anfangen. Angeln, atmen, ABC aufsagen et cetera. Gehen Sie nach und nach das Alphabet durch.
- Nehmen Sie sich zwei Minuten Zeit, und beschreiben Sie das Gebäude und das Logo Ihrer Firma. Welche Farben sehen Sie, welche Formen, eine moderne oder alte Schriftart, gibt es architektonische oder grafische Vorbilder?
- Bilden Sie kreative Verknüpfungen! Ihr Chef gleicht einem Alphatier, Ihre Kollegin einer grauen Maus, Ihr Arbeitsplatz einem Saustall? Sofort weiß Ihr Gegenüber, was gemeint ist. Machen Sie Ihre Sprache bildhaft, und seien Sie mutig! Unkonventionelle Vergleiche bringen die größten Lacher.

Jetzt sollten Sie genug Futter haben, um Ihre Sprache in Zukunft abwechslungsreich zu gestalten und Ihren Wortschatz zum Blühen zu bringen. Und vielleicht beflügelt Sie das verbale Pingpong so sehr, dass Sie auf Ihren Kaffee glatt verzichten und auch so zu kreativen Höhenflügen am Arbeitsplatz aufbrechen.

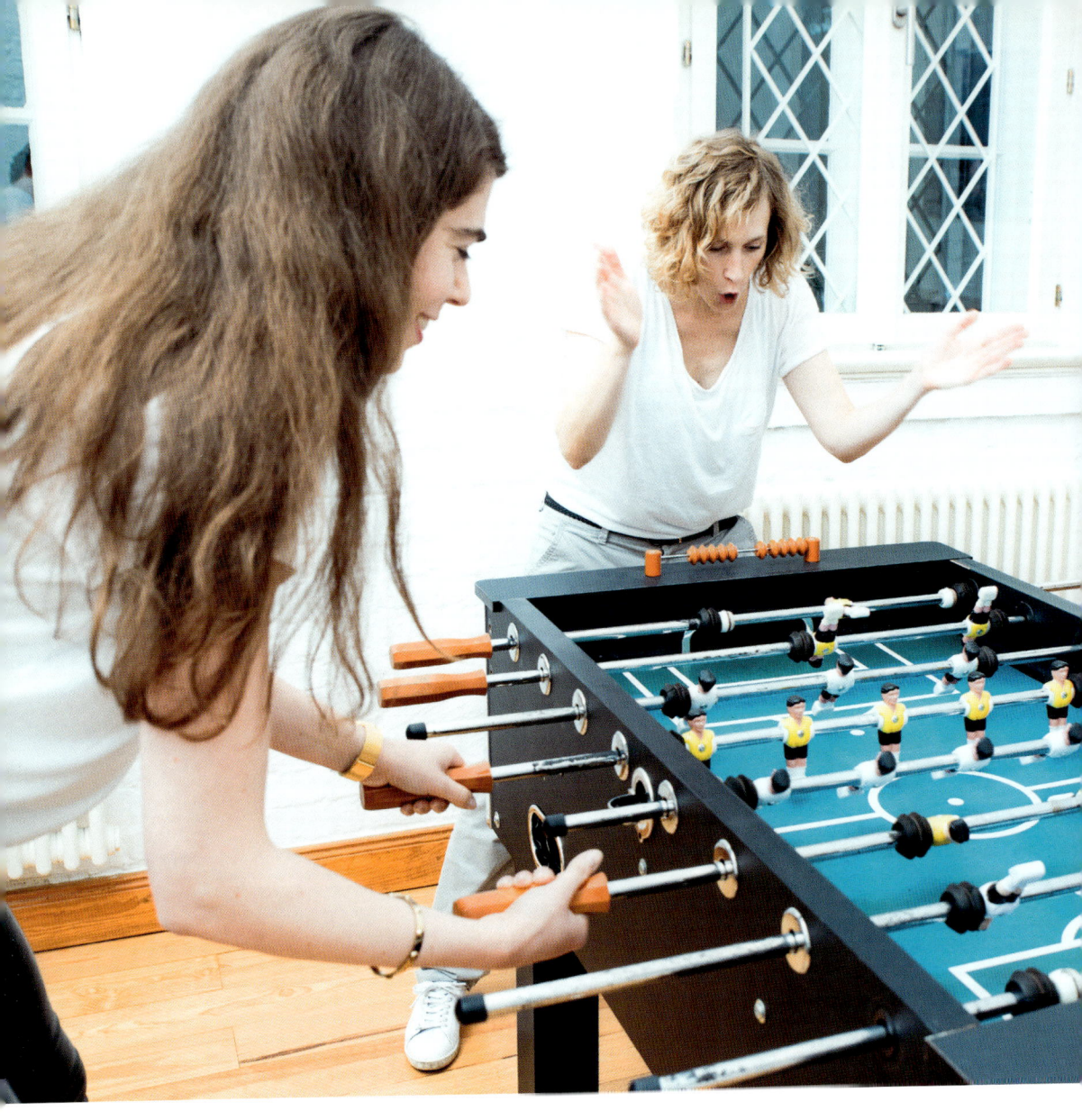

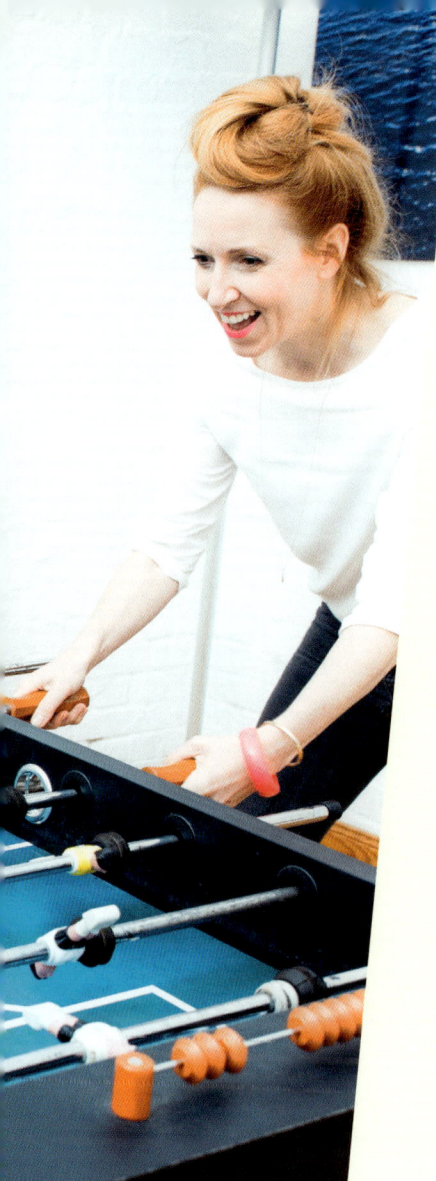

KAPITEL 9

XXL-Tage souverän meistern

Frischmacher für lange Arbeitssessions

Der Tag zieht sich wie Gummi, Ihr Akkustand geht gen null und kurz vor offiziellem Büroschluss schneit Ihr Chef noch mal rein: mit einer saftigen Aufgabe und der freundlich-bestimmten Ansage, dass diese noch heute zu erledigen sei. Da grinst das Einstein-Zitat in der englischen Variante *»Time flies when you are having fun«* Ihnen doch eher zynisch vom Abreißkalender entgegen.

Aber lassen Sie sich bloß nicht ins Büro-Bockshorn jagen, und atmen Sie erst einmal, Ohm, gaaanz tief durch. Und nein, jetzt hilft auch kein Augenverdrehen, kein Stöhnen, kein Selbstmitleid. Der glasige Blick auf den Uhrzeiger beziehungsweise das Smartphone lässt die Zeit auch nicht schneller vergehen. Vor allem sorgt dieser nicht dafür, dass Ihre Arbeit sich wie durch Zauberei von allein erledigt. Also, was tun?

Genügend Kaffee haben Sie vermutlich bereits getrunken, Energy-Drinks sind auch keine probate Lösung. Frische Luft, kurzer Spaziergang – ja, gute Idee! Auch wenn die Deadlines drängen und die To-dos Sie sprichwörtlich erschlagen, ist jetzt eine bewusst gemachte Pause angesagt.

Bestimmt kennen Sie den Reset-Knopf an Ihrem liebsten Arbeitsutensil, dem Computer? Den drücken wir jetzt gemeinsam und gönnen Ihnen eine Mini-Auszeit ganz nach Ihrem Gusto. Vielleicht mit einer Handvoll gesunder Pausensnacks an der Seite? Oder mit einer Partie Kicker in Ihrem Pausenraum? In jedem Fall mit den Original-Pausenkicks für Körper, Kopf und Stimme. So sind Sie für Überstunden oder notfalls auch Nachtschichten bestens gewappnet und können in Eigenregie auftanken, entspannen und entschleunigen.

Kriechen Sie los! Keine Angst, Sie kommen nicht im Schneckentempo zurück. Mit unseren Anregungen tanken Sie kurzfristig Kraftstoff, der Sie mit neuer Energie über die nächste Wegstrecke bringt.

DIE KUNST DER PAUSE   Sinnvoll, um an langen – und ebenso an weniger langen – Arbeitstagen fit zu bleiben, ist das regelmäßige Einlegen von Pausen. Viele meinen, ihr Pensum nicht zu schaffen, wenn sie ab und an mal den Stift wortwörtlich beiseitelegen. Nur, was ist das für ein Arbeitsleben, wenn wir tagtäglich getrieben von der Uhr durch den Tag hetzen, um doch nicht fertig zu werden?

Wir alle brauchen die notwendige Arbeitsunterbrechung, um anschließend wieder mit vollen Akkus, Laune und Power den nächsten Herausforderungen zu begegnen.

Der Körper im (Office-)Yoga oder jedwedem Fitnesstraining benötigt Kontraste und Abwechslung, das heißt auf Kräftigung folgt Dehnung. Muskelkraft ist nur mit einer mobilisierten Muskulatur möglich.

Und unser Hirn lechzt genauso nach Kontrastprogrammen, um ganzheitlich und gesund zu funktionieren: Nach einer Tageshälfte mit vielleicht intensivem analytischen Denken braucht Ihr Kopf eine Pause mit leichter Zerstreuung und vielleicht Kreativität (Lachen im heiteren Kollegenpausenplausch) oder ein Zuwenden zur Sprache – weg von der Logik – mit Lesen, um wieder mit voller Drehzahl und Lust zu arbeiten.

Und was gibt es Schöneres, als eine Pause mit einem leckeren Snack zu krönen? Das Tolle dabei: Wir können mit dem richtigen Treibstoff in Form von Pausenfutter unserem Gehirn das Aufladen des Akkus noch erleichtern. Ein Kopf mit vollem Glukosespeicher und ausreichender Flüssigkeitszufuhr arbeitet nach der Unterbrechung umso lieber und leistungsfähiger.

NAHRUNG FÜR EINEN FRISCHEN GEIST: GESUNDE PAUSENSNACKS

Ihre Rollcontainerschublade beinhaltet neben verbogenen Büroklammern, angebrochenen Kaugummipackungen, Taschentüchern und Visitenkarten auch serotoninfördernde braune Tafeln in Stanniolpapier – besser bekannt unter der Handelsbezeichnung Schokolade?

Glückwunsch – lehnen Sie sich zurück und gönnen Sie sich einen Riegel. Wir wollen und werden Sie keineswegs maßregeln. Pausensnacks gehören zu einer Arbeitsunterbrechung dazu wie das »Guten Morgen« auf dem Büroflur!

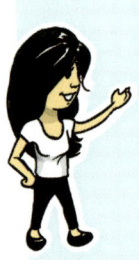

Viele vermeintliche Energiebringer treiben unsere Leistung und den Insulinspiegel kurzfristig in – wenn auch leistungsförderliche – Höhen, nur um danach wieder abzustürzen, und zwar tiefer als unser ohnehin schon matter Ausgangspunkt. Werfen wir nun wieder nach, in Form von Traubenzucker oder industriell gefertigter Müsliriegel (häufig nur eine euphemistische Variante eines Schoko- oder Keksriegels), rutschen wir mit unserer Energie nur weiter in den Keller.

Und da Sie vermutlich auch eher an »langfristigen« und nachhaltigen Strategien interessiert sind, geben wir Ihnen gern ein paar Vorschläge, um Ihre Schreibtischschublade mit Nahrungsmitteln mit Dauereffekt aufzufüllen.

In Ergänzung zu Schokolade, Lakritz, Keksrolle und Weingummi, die der eine oder die andere von Ihnen vielleicht als simples »Seelenfutter« – und auch das ist ebenso wichtig, nicht nur an langen Arbeitstagen – benötigt, nachfolgend ein paar Ideen und Vorschläge für Ihr Rollcontainer-, Schubladen- oder Tupperdosen-Portfolio.

Schauen Sie sich doch die Bewerbungen Ihrer Pausen-Snacks einmal genauer an.

In einer Schale mit frischem Obst (morgens auf dem Arbeitsweg besorgen oder von zu Hause mitnehmen), vielleicht mit Äpfeln, Bananen und

Blaubeeren, punkten vor allem die beiden zuletzt genannten als wahres »Brainfood«. Bananen enthalten unter anderem viel Trpytophan, das von unserem Gehirn flugs in den Botenstoff Serotonin umgewandelt wird, neben Dopamin (Sie erinnern sich: der Belohnungsbotenstoff), das essenziell fürs Wohlfühlen ist. Blaubeeren punkten zudem mit den essenziellen Mineralstoffen Kalium, Magnesium und Mangan gegen Verspannungen.

Wer lieber auf Trockenfrüchte zurückgreift, ist auch hier auf der sicheren Seite: Pflaumen, Aprikosen oder auch Cranberrys liefern uns schnell Energie, Ballaststoffe, Vitamin B6 und Magnesium.

Ein Klassiker unter dem Hirnfutter sind zudem natürlich Nüsse und Mandeln, wobei wir hier weniger die Dose salziger Erdnüsse für den TV-Krimi meinen. Im Kampf gegen Heißhungerattacken und für ausreichend Denkleistung sind Mandeln & Co (Kürbiskerne, Cashewkerne, Walnüsse) ein idealer Bürosnack.

Toller Nebeneffekt (bitte vorrangig, wenn Sie alleine im Zimmer sind!): Das harte Kauen und Beißen hilft, Spannungen abzubauen (den ähnlichen Effekt hat übrigens auch das knusprige Chipsmampfen beim spannenden Actionfilm im Kino). Außerdem sorgen Top-Werte in Sachen Vitamin E, B-Vitamine, gesunde (!) Fettsäuren als auch Eisen und Zink dafür, dass Nuss und Mandelkern als super Aspiranten unter den Pausensnack-Bewerbern gelten!

Wer am Nachmittag lieber Lust auf Milchprodukte hat, greift anstelle vom Plastikpuddingbecher zum Naturjoghurt oder Quark – und bekommt eine gute Ration Kalzium. Mit einer Tüte Haferflocken in der Schublade, aus der Sie zwei bis drei Esslöffel nach Belieben in den Joghurt rühren, versorgen Sie Ihre kognitive Oberstube zudem mit XXL-Energie (dank der sogenannten »komplexen und langkettigen« Kohlehydrate, dank Magnesium und der B-Vitaminen).

Zum Vergleich: Fertigprodukte und alles rund um Naschwerk und Fastfood enthalten leicht verwertbare Kohlehydrate, diese Übeltäten sorgen für das schnelle Hoch und das bodenlose Tief unseres Insulinspiegels!

Mit den langkettigen Kohlehydraten – generell in Vollkornprodukten, Gemüse und Hülsenfrüchten – vermeiden wir dieses energiezehrende Auf und Ab, da diese bei der Verdauung zunächst aufgespalten werden müssen und somit weitaus langsamer ins Blut gehen und uns länger auf dem Energieplateau verweilen lassen.

Und ein wenig Extrafutter für den Hinterkopf: Wir möchten Ihnen – sofern Sie zur Gattung »Süßschnabel« gehören – keineswegs vorenthalten, warum Schokolade (zumindest die Sorten mit dem hohen Kakaoanteil aus der Kategorie »bitter« und »herb«) auch unter dem Gütesiegel »Hirn- und Seelenfutter« in Maßen (und eben nicht Massen) läuft: Die herben Vertreter der dunklen Tafeln und Riegel enthalten neben viel Magnesium, Zink und Eisen auch viele Flavonoide. Diese Pflanzenstoffe haben neben vielerlei gesundheitsförderlicher Auswirkungen auch das Talent, die Ausschüttung von Stresshormonen zu senken. Chapeau!

Flavonoide sind übrigens auch in anderen Lebensmitteln enthalten, so zum Beispiel in (roten) Trauben, Äpfeln oder auch diversen Gemüsesorten (rote Beete, Rotkohl, Tomaten, Paprika) und – Obacht – auch in Rotwein. Das etwaige Gläschen gönnen Sie sich dann aber bitte wirklich erst zum geselligen Feierabend.

Wobei wir schon beim Thema »Flüssigkeiten« sind. Für unsere Denkleistung ist Flüssigkeit, gern in Form von Mineralwasser (zum Beispiel ein magnesiumreiches mit 50 Milligramm/Liter oder auch einfach Leitungswasser) oder ungesüßtem Tees ebenso essenziell. Kopfschmerzen und Konzentrationsprobleme sowie Müdigkeit können nämlich auch durch eine zu geringe Wasserzufuhr bedingt sein. Unser Hirn besteht zu knapp 95 Prozent aus Wasser und schwimmt zudem in seinem »Liquor« (Hirnflüssigkeit). Durch unser Hirn fließen tagtäglich rund 1 400 Liter Blut, und sobald es nicht ausreichend Wasser (oder Sauerstoff) bekommt, meldet es mit diesen Symptomen Alarm.

In Sachen Getränke punktet auch grüner Tee mit seinen vielen Flavonoiden als wahrer Alleskönner. Das Koffein im grünen Tee gelangt lang-

samer und schwächer ins Blut, hält dafür aber länger an als beim Bohnen-
bruder Kaffee.

Häufig vergessen wir, ausreichend zu trinken, und sitzen wortwörtlich
nach den ersten ein, zwei, drei, vier (?) Tassen Kaffee bis zur Mittagspause
auf dem Trockenen. Umgehen Sie die Dürreperiode geschickt und starten
Sie den Tag mit einer vollen Literkaraffe Wasser auf dem Schreibtisch.
Wem simples H_2O (ob mit oder ohne Kohlensäure) zu schnöde schmeckt,
gibt zum Beispiel ein paar Zitronen- oder Apfelscheiben ins Wasser.

Alternativ können Sie sich auch jede Stunde ein kurzes Signal am
Handy oder im E-Mail-Programm einstellen, das Sie daran erinnern
möge, ein großes Glas Wasser (oder Saftschorle, ungesüßte Kräuter- oder
Früchtetees) zu trinken. Der individuelle Flüssigkeitsbedarf ist natürlich
von vielerlei Faktoren abhängig: Größe, Gewicht, Alter, körperliche Belastungen, Klima.

Ein ungefähre (!) Richtschnur für Ihren Flüssigkeitsbedarf mögen 1 bis
1,5 Liter während Ihrer Schaffenszeit sein. Ernährungswissenschaftler
empfehlen für Erika und Ernst Mustermann in Summe (also einschließ-
lich des Essens von morgens früh bis abends spät) 2 bis 2,5 Liter. Das hört
sich für Wenigtrinker möglicherweise zunächst viel an, gluckert jedoch
mit ein bisschen Routine schnell durch die Kehle, und Ihr Leistungslevel
wird es Ihnen danken. Auch Anflüge von vermeintlichem Hunger sind
häufig nur unerkanntem Durst geschuldet.

Und ein prima »Zwitter« zwischen Snack und Flüssigkeit sind natürlich die längst in aller Munde schmeckenden »Smoothies« neudeutsch
für Obst- oder Gemüseshake. Neben unseren Pausensnack-Empfehlungen
rund um Obst, Nüsse und Milchprodukte hilft und sättigt Gemüse gesund
durch den Tag. Schnippeln Sie sich Gurke, Möhre und Paprika in mundge-
rechte Stücke, gern auch in Kombi mit einem Quarkdipp.

STIMMÜBUNG

An langen und stressigen Arbeitstagen verspannt nicht nur der Rücken, sondern gern auch der Kiefer (tatsächlich bedingt das eine das andere). Kein Wunder, denn das sprichwörtliche »Zähne zusammenbeißen« sorgt für ordentlich Druck auf dem Kiefermuskel. Nicht wenige behalten dieses Spannungsgefühl auch nach Feierabend und knirschen dann nachts mit den Zähnen. Dies verstärkt Nacken- und Schulterverspannungen und kann Migräne und gar einen Tinnitus auslösen. Grund genug, sich auch diesem Körperteil mit aller Aufmerksamkeit zu widmen und ihn in einer Miniauszeit regelmäßig zu lockern.

Hier aber erst einmal eine paar mögliche Symptome, die auf einen verspannten Kiefer hindeuten können:

▶ Sie können Ihren Unterkiefer nicht reibungslos nach links oder rechts beziehungsweise im Kreis bewegen und vernehmen dabei Knack- oder Knirschgeräusche.
▶ Sie benutzen für die Zerkleinerung des Nahrungsbreis überwiegend eine Seite.
▶ Sie können Ihren Mund nicht weit öffnen.
▶ Sie haben leichte Schmerzen seitlich des Gesichts an den Kiefergelenken.
▶ Insbesondere morgens leiden Sie unter Nacken- oder Kopfschmerzen.

Na, trifft davon irgendwas auf Sie zu? Wenn ja, dann nutzen Sie die kleine Auszeit, um Ihrem Kiefer Entspannung zu gönnen.

KLEINE MASSAGE FÜR DIE KAUMUSKELN Mit dieser Übung können Sie jederzeit rasch Ihren Kiefer entspannen. Wir fokussieren uns dabei auf den Kaumuskel »Musculus masseter«, welcher vom unteren Kieferbereich bis zum Jochbein verläuft. Dieser lässt sich seitlich Ihrer Mundwinkel unterhalb der Wangenknochen ertasten. Drücken Sie mit Zeige-, Mittel- und Ringfinger an beiden Wangenseiten leicht dagegen. Wenn Sie Ihren Mund öffnen, wölbt sich dieser leicht hervor.

Massieren Sie diesen Bereich sanft in kreisenden Bewegungen und wandern Sie dann langsam hoch bis zu den oberen Wangenknochen. Üben Sie die Massage mal mit stärkerem, mal mit leichterem Druck aus, und bewegen Sie dabei auch ab und zu Ihren Mund in Form von Öffnungs- und Schließbewegungen.

LOCKERUNG DES KIEFERGELENKS   Ertasten Sie mit den Mittelfingern auf beiden Seiten Ihrer Gesichtshälfte die Kuhlen Ihres Kiefergelenks. Dieses befindet sich auf Höhe Ihrer Ohrläppchen neben den Ohren. Wenn Sie Ihren Mund öffnen und schließen, sollten Sie die Bewegungen des Kiefergelenkes spüren.

Öffnen Sie nun Ihren Mund wieder einen Spalt weit und klopfen Sie mit den mittleren Fingern für einige Sekunden den Bereich des Kiefergelenkes ab. Variieren Sie den Druck. Suchen Sie sich nun die Kiefergelenkkuhle neben Ihren Ohrläppchen und drücken Sie mit Mittel- und Zeigefinger etwa 20 Sekunden dagegen.

Legen Sie die Hände nun ab. Bemerken Sie einen Unterschied? Machen Sie diese Übung mehrmals pro Woche, bei stärkeren Beschwerden ruhig täglich.

Und nun schließen Sie noch einmal kurz die Augen und atmen ruhig durch. Bevor Sie sich gleich wieder an den Schreibtisch setzen, sollten wir uns für einen Moment Zeit nehmen und unser selbst gebautes Mantra aus Kapitel 4 zur Hilfe nehmen. Sie brauchen noch Inspiration? Kein Problem, wie wär's mit Mama oder Lama, dann üben wir gleich auch wieder die Öffnung unseres Kiefers. Alternativ dazu summen Sie für ein paar Sekunden jeweils auf unseren Klassikern mmmm und nnnnn.

Na, spüren Sie die leichte Vibration am Schädeldeckel und rund um die Resonanzräume? Sie geben sich gerade eine kleine innere Massage.

Mit dieser Übung werden Sie übrigens auch leichtere Spannungs-kopfschmerzen schnell los. Ganz ohne Chemiekeulen und künstliche Hilfsmittel.

⊛ KÖRPERÜBUNG

DIE BÜRO-KRÄHE Sie wollen in Ihrer Pause – egal ob kurz oder lang – noch einmal fix aktiv werden? Mit der Office-Yoga-Variante der »Krähe« trainie-ren Sie Ihre Schultern, Arme und nicht zuletzt sogar die Bauchmuskulatur.

Dafür sitzen Sie auf Ihrem Stuhl – ganz egal ob mit Armlehnen oder frei, Hauptsache stabil. Setzen Sie links und rechts von Ihrem Gesäß die Hände auf, und lösen Sie Ihr Gesäß von der Sitzfläche. Ähnlich wie ein Turner am Barren (sofern Sie Ihre Hände nicht auf der Fläche, sondern robusten Armlehnen positioniert haben) halten Sie Ihr Gewicht in der Luft und spüren vermutlich schon, wie die Muskulatur arbeitet. Atmen Sie weiter, halten Sie die Spannung im Körper, und lassen Sie sich nach einigen Haltesekunden wieder nieder. Machen Sie gern mehrere Wieder-holungen.

Wenn Sie die Übung intensivieren möchten, können Sie beim nächsten »Hintern in der Luft« auch die ange-winkelten Beine anziehen und wieder absenken. Ihre gerade Bauchmuskulatur wird es Ihnen danken. Und *on top* tun Sie mit dieser Halte- und Stützübung auch noch was für Ihren Mut, Ihre Konzentration und Willenskraft.

Wie wir alle wissen, gibt es ja manchmal auch Pau-sen, die nicht immer freiwillig sind. Sollten Sie auf Ge-schäftsreise sein und am Flughafen langer als geplant auf den Anschlussflieger warten müssen, nutzen Sie die Zeit doch mal für eine sportliche Überbrückung. Die Krä-he fühlt sich überall zu Hause.

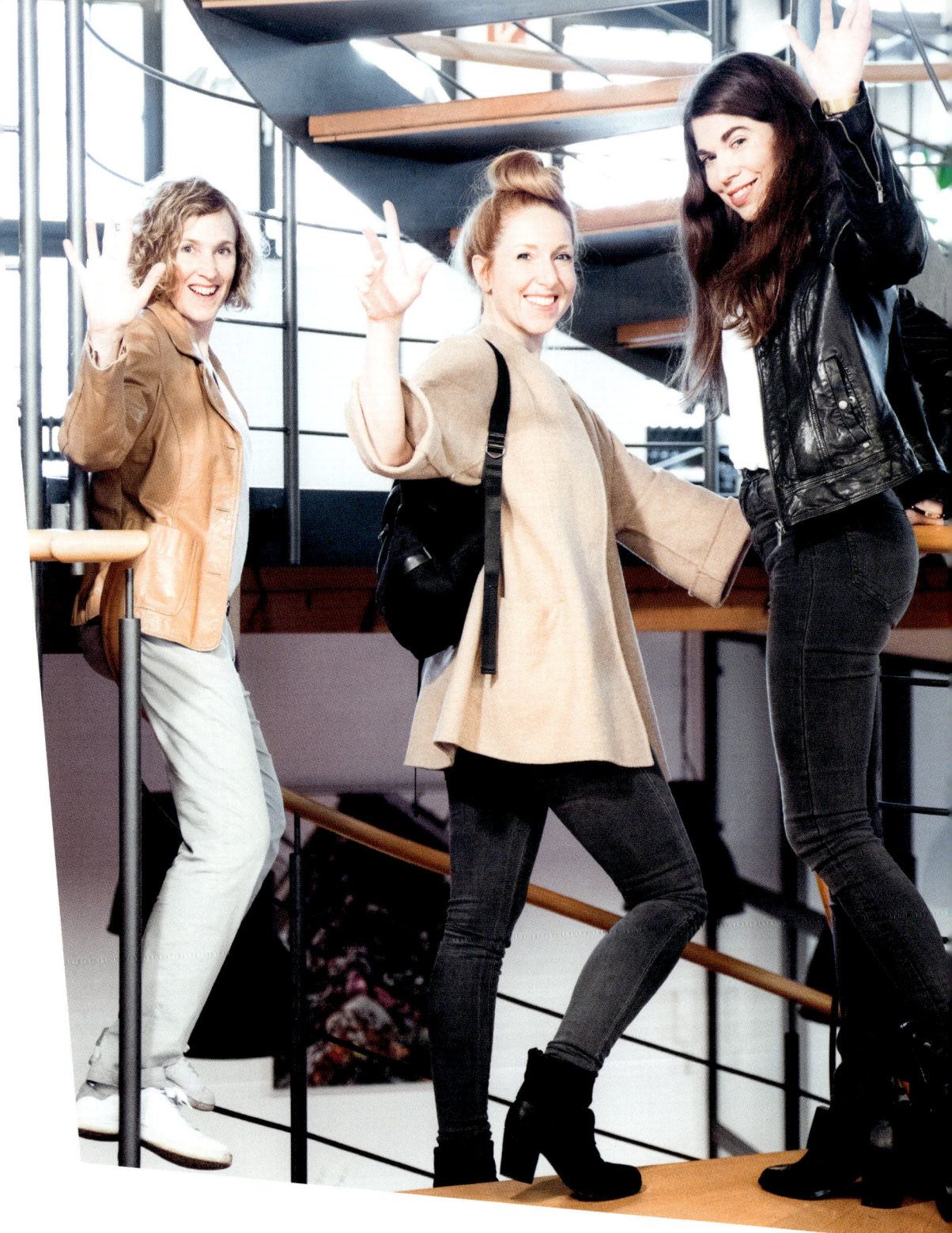

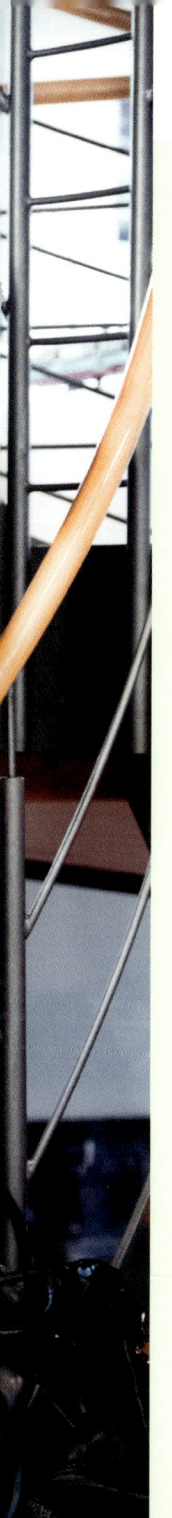

KAPITEL 10

In den Feierabendmodus wechseln

Ganzheitlich entspannt zu Familie, Freunden und in die Freizeit

ORT: HEIMWEG
THEMA: SPASS UND FREUDE

Es ist geschafft! Der Arbeitstag geht dem Ende entgegen, die To-dos sind abgearbeitet und Sie hoffentlich zufrieden. Zeit für Entspannung.

Nicht jedem fällt es leicht, ad hoc in den Feierabendmodus zu schalten. Oft arbeiten die Themen des Arbeitstages in unserem Kopf fleißig weiter, auch nach offiziellem Büroschluss. Das Gute daran: Häufig kommen uns die besten Geistesblitze und kreativen Lösungen genau dann, wenn wir abschalten, uns mit anderen Sachen beschäftigen und uns nicht mehr bewusst einer Problemstellung widmen. Bestimmt hatten Sie auch schon einmal die Situation, dass Ihnen während des Duschens oder Abwaschens die zündende Idee kam. Die Idee, nach der Sie den ganzen Tag angestrengt gesucht haben. Oder das Wort, der Ausdruck, der Namen des Kollegen.

Auch beim Spazierengehen oder Joggen spuckt unser Hirn oft manch überraschende Erkenntnis aus. Oder liefert Wissensfetzen, zu denen wir mit angestrengtem Hirn kurzfristig keinen Zugang hatten. Grund dafür: der sogenannte Default-Modus. Der schaltet sich zum Beispiel bei automatisier-ten Bewegungsabläufen an, die wenig bis keine aktive Aufmerksamkeit er-fordern. Oder auch wenn wir tagträumen und gelassen unseren Gedanken nachhängen. Ohne dass wir es merken, fährt unsere Schaltzentrale dann auf Autopilot. Sie verschaltet sich neu, sodass frische neuronale Netzwerke entstehen und die linke und rechte Gehirnhälfte sich synchronisieren. Und was mit voller Konzentration und viel Mühe im Office nicht gelungen ist, springt dann plötzlich ganz ohne Anstrengung aus unserem Oberstübchen: die Lösung eines Problems inklusive Aha-Effekt.

So viel zu den guten Seiten dieses kopfmäßigen Arbeitsprinzips. Ungut ist dagegen, wenn uns die Themen des Tages auch noch in der Nacht be-schäftigen, wir uns schlaflos hin und her wälzen und gerädert in den neuen Tag starten. Doch mit der richtigen Abschaltstrategie nach Arbeitsschluss kann Ihnen nichts mehr passieren.

Bevor Sie sich aufs Fahrrad, ins Auto oder in die Bahn schwingen: Nutzen Sie die letzten Minuten am Arbeitsplatz, um Computer und Schreibtisch aufzuräumen sowie die zuletzt genutzten Akten und Dateien zu ordnen. Trennen Sie sich von unnötigem Ballast, der sich im Laufe der letzten Stunden angesammelt hat. Kennen Sie das Glücksgefühl einer frisch geputzten Wohnung? Nicht anders verhält es sich im Büro.

Damit Sie Ihren Kopf entlasten und am nächsten Morgen rasch in die Arbeitsthemen eintauchen können, verschaffen Sie sich bereits heute einen Überblick über die Aufgaben und Projekte, die am morgigen Tag anstehen. Machen Sie sich eine Liste, sei es handschriftlich und in klassischer Manier niedergeschrieben, als Dokument auf Ihrem Laptop oder mithilfe der Loci-Methode abgelegt am eigenen Körper oder auf dem Nachhauseweg.

Und nun: Lieblingsmusik auf die Ohren, Lächeln aufs Gesicht und ab nach draußen! Unsere Impulse für Körper, Kopf und Stimme liefern Ihnen weiteren Input, um genussvoll und entspannt in den Feierabendmodus zu schalten.

KOPFÜBUNG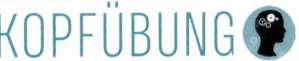

FEIERABENDIMPULSE FÜR DEN KOPF: »WAS SCHÖNES MACHEN« Nun ist Ihr Tagewerk vollbracht, die etwaige Karte ausgestempelt, und abmarschbereit geht es in Ihren lang ersehnten Feierabend. Ganz egal ob zu Fuß, mit dem Fahrrad, dem Auto oder den Öffentlichen. Doch bevor zu Hause vielleicht noch Pflichten als Hausmeister, Koch, Erzieher, Entertainer, Hobby-Psychologe oder in weiteren Rollen warten, gönnen Sie sich doch erst einmal etwas Schönes!

Warum den Arbeitsstress nach Verlassen des Firmenareals gleich in Freizeitstress wandeln – wer in drei Teufels Namen sagt und verlangt (außer vielleicht einem möglicherweise zu scharf eingestellten inneren Antreiber), dass Sie *stante pede* zum Sport »müssen«, sich den Liebeskummer der

Freundin anhören »müssen« oder sofort im Supermarkt einkaufen »müssen«, da eine halbe Stunde später die Kassenschlange noch länger sein wird?

Wissen Sie was? Sie »müssen« gar nichts!

Belohnen Sie sich für Ihre heutige Leistung, gönnen Sie sich etwas nach einem strammen und langen Arbeitstag. Sorgen Sie für sich. Ihr Vorgesetzter wird Ihnen kaum eine Pralinenschachtel und Schnittblumen in Cellophan an die Haustür liefern als Geste der Wertschätzung, dass Sie heute wieder da waren – dies ist aber auch nicht seine Aufgabe. Nur Sie alleine können wissen, was für Sie gut ist und womit Sie sich belohnen können und wollen.

Es muss bei Weitem nicht zwingend materieller Natur sein – wobei es angeblich Frauen gibt (nein, wir wollen keine Gender-Klischees befeuern, es gibt diesbezüglich auch interessierte Herren!), die einem neuen Paar Schuhe ganzheitliches Wohlbefinden über die Ferse hinaus attestieren. Zudem dürfte ein täglicher Schuhkauf mittel- und langfristig Risse in jedwedes Gehaltskonto fräsen. Materielles Anhäufen sorgt zudem nicht für immerwährendes Glück, häufig befreit und beflügelt auch das Abgeben und Loslassen – aber Moment, wir können nicht wissen und wollen ja gerade nicht beurteilen und raten, was Ihnen vermeintlich guttut.

Also: Ihr Kopf hat heute viele Stunden geackert, war kreativ, hat konzentriert gemerkt, strukturiert und logisch analysiert, hat formuliert, verworfen und assoziiert, nun gönnen Sie ihm beziehungsweise sich etwas Entspannendes. Eine Kugel Eis beim Lieblingsitaliener in der Fußgängerzone in der Waffel zum Mitnehmen, ein saftiges Stück Biofleisch beim Metzger zum gemeinsamen Kochen mit Freunden oder einfach einen vermeintlichen Umweg auf dem Weg nach Hause durch den schönen Stadtpark mit Päuschen auf der Parkbank?

Vielleicht haben Sie aber gerade heute wirklich keine Zeit, um die Phase des Transfers zu genießen und bewusst zu kosten. Selbstwertschätzung und Belohnung können darüber hinaus aber noch vielfältigere Blumen zum Blühen bringen. Vielleicht sind Sie im Anschluss an die Arbeit mit einer Freundin zum »Klönen« verabredet und freuen sich bereits auf den vertrauensvollen und heiteren Austausch. Selbst hierbei könnten Sie sich belohnen: Vielleicht stellen Sie heute mal keine Fragen zu ihrer Situation und hören mit sperrangelweiten empathischen Ohren zu, sondern nehmen sich Ihren Raum, um zum Beispiel von Ihrem Tag zu berichten.

Und vielleicht verzichten Sie in der Muckibude mit den Kurzhanteln vor dem Spiegel heute einfach mal auf die zwei letzten Wiederholungen und »schenken« sich diese.

Sie müssen nirgendwo ständig performen, das haben Sie heute tagsüber vermutlich zur Genüge getan.

Frei nach dem Motto »Man muss auch gönne könne« genießen Sie einen entspannten, vielleicht entschleunigten, aber in jedem Fall lohnenden und belohnenden Feierabend!

ARBEITSZEIT IST LEBENSZEIT

Arbeiten Sie, um zu leben, oder leben Sie, um zu arbeiten? Können wir überhaupt zwischen Arbeits- und Freizeit unterscheiden? Schließlich ist doch alles wertvolle Lebenszeit? Ein kleiner philosophischer Exkurs, zugegeben. Doch lohnt die Beschäftigung damit.

Gehören Sie zu den »Nine to five«-Arbeitnehmern, die strikt zwischen Arbeit und Freizeit trennen und pünktlich ihren Bleistift fallen lassen, um sich Familie, Freunden und Hobbys zu widmen? Oder gehören Sie zu der Gruppe von Menschen – häufig sind es Selbstständige und Unternehmer –, die ihre Leidenschaft zum Beruf gemacht haben und bei denen der Übergang fließend bis gar nicht vorhanden ist? Die ihre besten Freunde zum Business-Mate erwählt haben und nicht nur den Schreibtisch, sondern auch den Urlaub miteinander teilen?

Egal, ob Sie es so oder so handhaben, sei es aus der bewussten Wahl oder einer familiären oder finanziellen Notwendigkeit heraus, beide

Modelle haben ihr Gutes. Je nach Typ und eigenen Bedürfnissen passt das eine oder andere besser.

Hauptsache: Sie haben Ihr persönliches Lebens- und Arbeitsmodell gefunden, was Sie mit Zufriedenheit erfüllt, positiv fordert und Ihren individuellen Talenten und Bedürfnissen entspricht. Und seien Sie sich so oder so bewusst: Arbeitszeit ist Lebenszeit!

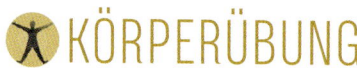

KÖRPERÜBUNG

SONNENGRUSS IM SITZEN Eine ganz fixe Office-Yoga-Übung mit Frischegarantie ist der »Sonnengruß im Sitzen«. Dieser yogische Allrounder ersetzt, im ersten (oder auch zweiten und dritten) Leistungstief zwischen Start und Mittagessen angewandt, gern auch mal die Tasse Kaffee oder eine Handvoll Mandeln. Zudem ist diese Übungsfolge perfekt, um vitalisiert und entspannt in den Feierabend zu starten. Testen Sie es doch gleich mal selbst!

Die kurze Sequenz aktiviert nicht nur Ihr Herz-Kreislauf-System, selbstverständlich ohne die Hemdachseln feucht zu verdunkeln, sondern mobilisiert wunderbar die Brustwirbelsäule. Diesen Part des Rückens erreichen wir oftmals nur schwerlich mit aktiver Bewegung. Zudem dehnt diese Übung den kompletten Schulterbereich, mobilisiert den Nacken und weitet die vordere Brustmuskulatur.

Das Tolle bei diesem Energiebringer: Sie können ihn überall sitzend anwenden, schon drei, vier Durchgänge reichen, um wieder fit zu sein. Auch bestens geeignet auf Zugfahrten, Flügen oder Endlos-Kongressen, kurzum: immer dort, wo Sie lange sitzen müssen. Einzige Bedingungen: Sie haben ein wenig Platz nach vorne.

Warum nicht für einen dynamischen Übergang in den Feierabend ein paar Sonnengruß-Runden drehen? Und für die Faltenjäger unter Ihnen: Durch die Vorbeuge, bei der sich der Kopf unter dem Herzen befindet, pro-

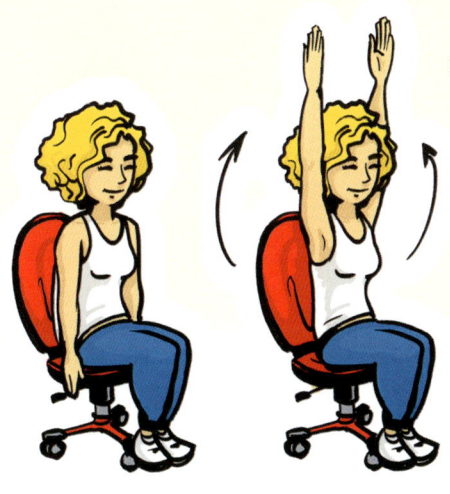

fitieren Sie sogar noch von der verjüngenden Wirkung der Übung – all Ihre Zellen werden in Frischekick-Manier einmal kurz geflutet.

Los geht's: Ihre Füße stehen hüftbreit auf dem Boden, Sie rutschen mit dem Gesäß auf das vordere Drittel Ihres Stuhles und richten Ihre Wirbelsäule der Länge nach auf. Ihre Arme hängen entspannt herunter.

Mit der nächsten Einatmung durch die Nase heben Sie Ihre Arme lang gestreckt nach oben über den Kopf, Ihre Handflächen zeigen zueinander, die Schultern sind entspannt nach hinten unten abgesenkt. Diese Position wird als »Berg« bezeichnet.

Mit der nächsten Ausatmung beugen Sie sich mit dem Oberkörper über Ihre Beine nach vorne, die Hände und Arme folgen nach unten, Kopf und Nacken hängen zwischen den Beinen entspannt nach unten. Mit der nächsten Einatmung heben Sie Ihren rechten Arm lang gestreckt nach oben und folgen mit dem Blick der Hand, dabei drehen Sie den Oberkörper nach rechts auf, so dass Sie eine herrliche Verdrehung in der Wirbelsäule spüren. Die linke Hand bleibt möglichst am Boden.

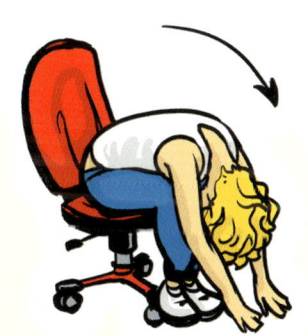

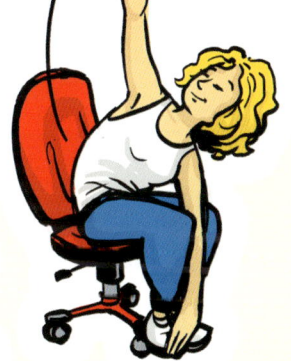

Mit der nächsten Ausatmung kommen Sie mit dem Arm zurück nach unten. Einatmend heben Sie nun den linken Arm lang gestreckt nach oben und drehen den Oberkörper nach links ein. Wieder dürfen Sie die Hebel-wirkung der nun rechten Hand nutzen. Genießen Sie den Twist in der Wirbelsäule. Ausatmend kommen Sie mit dem Arm wieder zurück in die Mitte.

Einatmend richten Sie den Oberkörper nun der Länge nach wieder nach oben auf, beide lang gestreckten Arme sind wieder parallel zu den Ohren mit zueinander zeigenden Handflächen und abgesenkten Schultern in der Aufrichtung dabei. Ausatmend legen Sie beide Handflächen entspannt auf die Oberschenkel.

Bereit für die zweite Runde? Dasselbe Spiel erneut: einatmend beide Arme lang gestreckt nach oben in die »Berg«-Haltung, ausatmend in der »tiefen Vorbeuge« über die Beine nach vorne unten. Einatmend erneut den rechten Arm lang gestreckt nach oben führen. Folgen Sie den Ausführungen aus der ersten Runde. Nach drei, vier Durchgängen sollten Sie herrlich erfrischt in Ihren wohlverdienten Feierabend starten.

MUSIK MACHT STIMMUNG: DIE KRAFT VON MUSIK

Na, haben Sie Ihren Lieblingssong schon auf den Ohren? Es gibt wenige Dinge, die uns so sehr in Stimmung bringen wie Musik. Von tranceartiger Entspannung über endorphin-geschwängerte Entzückung reichen die Wirkungen von Musikgenuss. Je nach Stilistik kann sie uns zu Höchstleistungen motivieren, zu Tränen rühren oder aber auch Aggressionen schüren. Nicht umsonst werden Piloten der U.S. Army vor Einsätzen mit Musik von Rammstein beschallt.

Tatsächlich hat Musik auch heilende Wirkung, denn der Schall dringt in tiefere Bewusstseinsschichten und bewegt Bereiche, zu denen wir sonst wenig oder keinen Zugang haben. Ganz schnell wandern wir von der Verstandes- in die Gefühlsebene und rufen damit Erinnerungen aus der Vergangenheit wach. An Alzheimer erkrankte Menschen erkennen sogar im fortgeschrittenen Stadium Hits ihrer Jugend und können die Songtexte haargenau aufsagen oder mitsingen.

Traumatisierte oder verhaltensauffällige Kinder und Jugendliche werden anhand von Musiktherapie ausgeglichener und entwickeln in Bandtrainings wichtige soziale Kompetenzen. Menschen mit erworbenen oder angeborenen körperlichen oder geistigen Handicaps erlangen durch die aktive Beschäftigung mit einem Instrument Fähigkeiten (zurück), die bereits abgeschrieben waren.

Und haben Sie sich mal gewundert, warum bei Ihrem Zahnarzt neuerdings klassische Musik läuft? Dies soll die Ausschüttung von Stresshormonen bei einer Behandlung senken, schließlich ist es auch für den behandelnden Arzt wenig vergnüglich, aufgeschreckte, verkrampfte Patienten im Behandlungsstuhl sitzen zu haben.

Doch auch im ganz normalen Alltag kann uns Musik zu mehr Balance und Zufriedenheit verhelfen. Besonders klassischer Musik von Bach, Mozart und Beethoven wird eine positive Wirkung nachgesagt. Die Zwölftonmusik von Arnold Schönberg wird dagegen von vielen Menschen als anstrengend empfunden, da sie nicht unserer sonst auf Dur oder Moll basierenden Harmonik entspricht. Einfache harmonische Akkordfolgen mit Tonika, Subdominante und Dominante und Intervallen wie Prime, Terz, Quinte und Oktave fühlen sich bei der allgemeinen westlichen Bevölkerung dagegen gut und richtig an. Deswegen basieren auch die meisten Popsongs und Schlager darauf.

Wie Musik auf uns wirkt, hat natürlich auch mit der ganz individuellen Prägung in der Kindheit, Jugend oder gar im Mutterleib zu tun. Wenn unsere Mutter sich regelmäßig mit Beatles-Songs in gute Laune versetzt hat, so ist die Wahrscheinlichkeit groß, dass wir später Musik mit ähnlichen Sound-Strukturen als besonders angenehm empfinden. Gleiches gilt für alle anderen Stilrichtungen, sei es Reggae, Rock, Jazz, Soul, Blues, Volksmusik oder waschechte Wagner-Opern.

Sie wollen sich ganz bewusst entspannen oder mithilfe von Musik aufputschen? Dann achten Sie auch mal auf die BPM-Zahl. BPM steht für »*beats per minute*«, also Schläge pro Minute. Im Durchschnitt liegt der Puls eines Menschen bei 72 Herzschlägen pro Minute – dies gilt als Richtlinie dafür, ob ein Stück anregend oder beruhigend wirkt. Das besonders auch in der House Music beliebte Tempo 120 eignet sich besonders gut zum Sporteln (oder natürlich Abtanzen), während Stücke auf 60 BPM perfekt zum Runterfahren sind.

Also, je nachdem, wie Sie Ihren Feierabend nun gestalten wollen, wählen Sie die passende Musik mit der entsprechenden BPM-Zahl. Und gönnen Sie sich den Luxus, wirklich mal ganz genau hinzuhören, anstatt das Ganze nur als Hintergrundrauschen mitzunehmen.

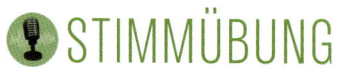 STIMMÜBUNG

MIT DER STIMME FÜR STIMMUNG SORGEN: ZUSAMMEN SINGEN
Sie gehören auch zu den Menschen, die immer mal singen wollten? Oder Sie haben sich schon länger Gedanken über ein schönes Teamevent gemacht? Dann aber los! Warum nicht mal gemeinsam zu einem Chorkonzert gehen oder einen lustigen Karaoke-Abend anregen? Vielleicht gründen Sie auch einfach Ihren firmeninternen Chor?

Denn: Was sich in der Urzeit bewährt hat und in vielen Kulturen gang und gäbe ist, wirkt auch in hiesigen Gefilden wie ein emotionaler Klebstoff: das gemeinsame Singen. Selbst hitzige und auf Krawall getrimmte Gemüter bekommen ein seliges Lächeln auf die Lippen, wenn sie allein oder im Verbund mit anderen singen. Oder liegen gar einander in den Armen mit einem ungewohnt friedfertigen bis herzlichen Ausdruck im Gesicht.

Introvertierte Geister kommen plötzlich aus sich heraus und ziehen ganz andere Saiten auf. Vielleicht haben Sie sich auch schon mal verwundert die Augen gerieben, wenn der stille Kollege von nebenan zum wilden Tiger mutiert beim Anstimmen des neuesten Helene-Fischer-Songs. Textsicher versteht sich.

Die körperlichen und seelischen Auswirkungen vom Singen sind erstaunlich, die Veränderungen messbar. Singen schweißt Menschen nicht nur zusammen, sondern bringt sie im wahrsten Sinne des Wortes in »Stimmung«. Nicht zuletzt deswegen wurden Volks- und Marschgesänge häufig als Machtinstrument missbraucht: für politische Zwecke und zum Einstimmen auf Kriegshandlungen, untermalt von pathetisch anmutender Musik.

Talent- und Gesangsshows haben dem Thema Singen wieder zu mehr Popularität verholfen. »Sing along«- und Karaoke-Videos sowie Sing-Apps zum Aufnehmen der eigenen Stimme sind populär wie nie. Wie durch ein Wunder haben wir durch die zahlreichen Fernsehsendungen nicht nur wesentlich mehr Singbegeisterte, sondern neuerdings auch fast so viele Dieter Bohlens wie bundesdeutsche Fußballtrainer (gern um die 80 Millionen bei EM und WM), die über das Gehörte kritisch fachsimpeln oder stöhnen.

Die jüngere Generation hat ein mittlerweile wieder normalisiertes und gesundes Verhältnis zur eigenen Stimme. Singen ist ein fester Bestandteil der eigenen Kultur und eine beliebte Freizeitbeschäftigung, warum also nicht auch in der eigenen Firma mal was gemeinsam anstimmen?

Ob Volkslieder, Fußballhymnen und Fangesange, klassische Chorwerke von Bach und Haydn, aktuelle Charthits oder amerikanische Gospelsongs – der Stil ist egal, Hauptsache es gefällt. Legen Sie los, und schmettern Sie Ihren Lieblingssong. Oder die firmeneigene Hymne oder alte Kinderlieder oder, oder, oder. Ihrer Kreativität sind keine Grenzen gesetzt.

Und wenn Sie jetzt meinen: »Ich kann nicht singen«, dann lassen Sie sich gesagt sein:

1. Stimmt nicht! Wenn Sie sprechen können und Ihre Stimme halbwegs gesund ist, dann können Sie auch singen. Sie nutzen das gleiche körpereigene Instrument dafür, nur auf etwas andere Art.
2. Es geht nicht um höher, schneller, weiter, sondern um den Spaß an der Sache und das individuelle und gemeinschaftliche Erleben. Schalten Sie Ihren Perfektionismuswahn aus, und sagen Sie Ihrem inneren Kritiker (wenn es ihn denn gibt), dass die Aussagen Ihres alten Musiklehrers (»Du singst schief«) oder Ihrer älteren Schwester (»Sei ruhig, du hast kein Talent«) an den Haaren herbeigezogen sind.

Und wenn Sie immer noch nicht überzeugt sind, so finden Sie hier fünf weitere gute Gründe, es einfach mal zu versuchen.

WARUM SINGEN GESUND IST UND GUTTUT

1. Singen vertieft die Atmung und trainiert die Muskeln: Beim Singen wird unsere Zwerchfellatmung aktiviert. Die Ein- und Ausatmung vertieft sich. Die Folge ist eine erhöhte Sauerstoffsättigung des Blutes und damit eine bessere Sauerstoffversorgung sämtlicher Körperzellen. Die Lungenfunktion wird gestärkt, die Darmtätigkeit wird durch das Heben und Senken des Zwerchfells angeregt. Gleichzeitig wird unsere »Stützmuskulatur« aktiviert und die Aufrichtung verbessert. Unsere mimischen Muskeln im Gesichtsbereich werden ebenso aktiviert.
2. Singen stärkt Herz und Kreislauf: Singen senkt den Blutdruck und die Herzfrequenz und fördert die Durchblutung des ganzen Körpers, vor allem des Gehirns. Die Herzratenvariabilität – ein wichtiges Kriterium für die Gesundheit und Leistungsfähigkeit des Herzens – wird wie bei Dauerläufern gesteigert. Interessant: Beim Singen im Chor synchronisieren sich

die Herzfrequenz und Nervenaktivität der Beteiligten, wie eine Studie der schwedischen Universität Göteborg belegen konnte.

3. Singen stärkt das Immunsystem: Wie verschiedene Studien bei Chorsängern belegten, erhöht sich die Konzentration des Antikörpers Immunglobulin A im Speichel bereits nach 20- bis 30-minütigem Singen deutlich (um bis zu 240 Prozent). Immunglobulin A sitzt an den Schleimhäuten des Körpers und macht Krankheitserreger und Allergene beim Eindringen in den Körper unschädlich. Die durch das Singen gesteigerte Produktion von Melatonin sorgt für den Abbau von freien Radikalen und trägt so zur Krebsvorsorge bei.

4. Singen aktiviert neuronale Systeme: Wenn uns die Musik beim Singen berührt, werden dieselben neuronalen Systeme aktiviert, die sonst nur auf Stimuli wie Sex, Schokolade und Rauschdrogen reagieren, besagen die neusten Ergebnisse der Hirnforschung. Bei diesem »Gänsehauterleben« wird das gehirneigene Belohnungssystem aktiviert, das den Neurotransmitter Dopamin und körpereigene Opiate ausschüttet. Gleichzeitig wird die Aktivierung von Hirnzentren, die mit Angsterleben und unangenehmen Erfahrungen in Verbindung stehen (zum Beispiel der Mandelkern), gehemmt.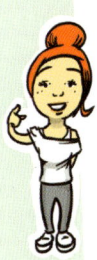

5. Singen beeinflusst die Hormonausschüttung: Beim lustvollen Singen kommt es zu einer verstärkten Ausschüttung der Botenstoffe Serotonin, Noradrenalin und Beta-Endorphine. Sogenannte Glückshormone, die Singende in eine gehobene Stimmung versetzen und nach dem Musikpsychologen Karl Adamek ausgeglichener und zuversichtlicher machen.

Gleichzeitig wird durch die Senkung des Cortisolspiegels das Angst-, Stress- und Schmerzempfinden reduziert. So produzieren singende Menschen quasi ihr eigenes natürliches Antidepressivum.

Auch der Gehalt des »Liebeshormons« Oxytocin ist im Blut bereits nach 20 bis 30 Minuten Singen markant erhöht. Oxytocin verstärkt – zum Beispiel beim Gebären, Stillen oder Sex – die Bindung zwischen Menschen, lässt sie liebevoller, offener und vertrauensseliger wirken. Hier haben wir also die Erklärung dafür, warum unsere sonst so miesepetrigen oder stillen Kollegen plötzlich so kraftstrotzend, aufgeschlossen und freundlich bis euphorisch wirken.

Genügend Argumente, um es einfach mal zu probieren, oder?

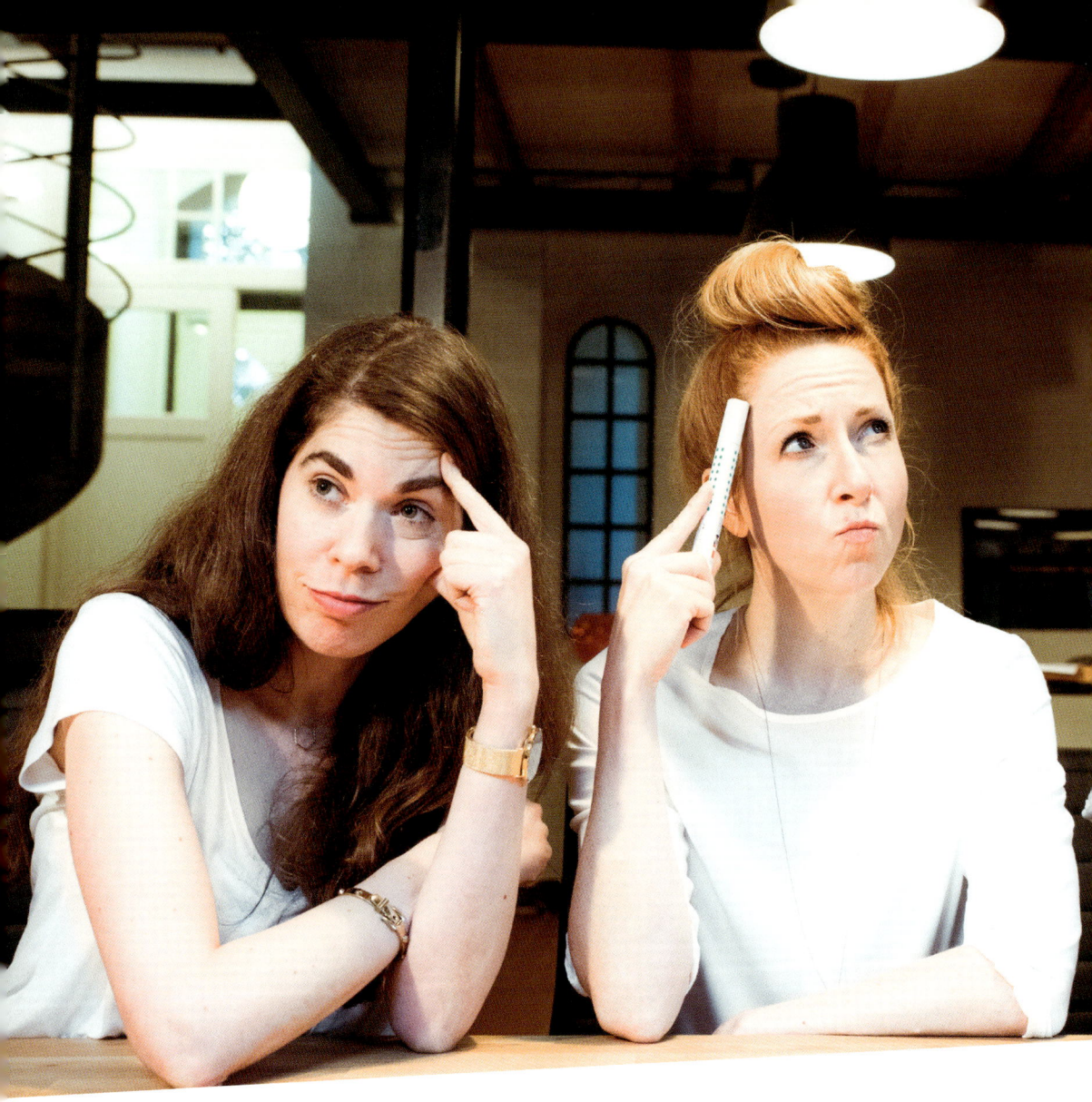

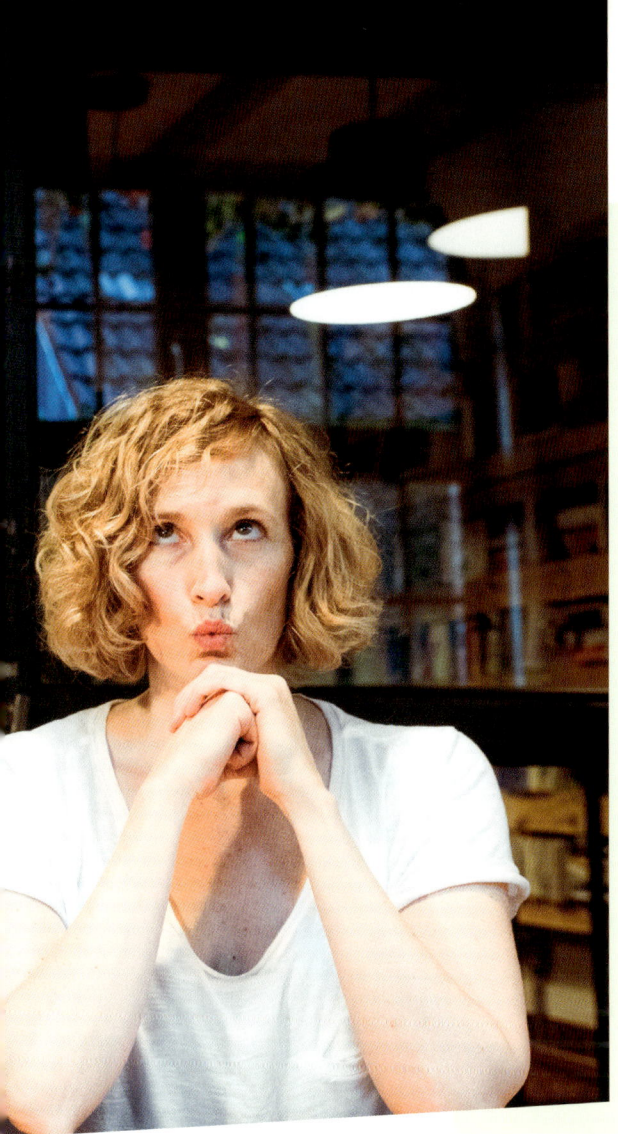

Alles
gemerkt?

ES IST VOLLBRACHT! Sie sind stimmlich, körperlich und kognitiv mit uns durch Ihren Arbeitsalltag marschiert, geglitten, haben innegehalten, Gas gegeben und bestenfalls auch in den Pausen Fünfe gerade sein lassen.

Sie erinnern sich an die Erklärung der Loci-Methode zu Beginn des Buches?

Nun ist es Zeit für den Faktencheck: Waren die alten Griechen wirklich im Recht? Und wirkt die angeblich älteste Merkmethode der Welt auch heute noch in den durchdigitalisierten Zweitausendern nach Christi Geburt?

Können wir uns trotz voller »Bürobirne« (Kopf) und ohne digitalen oder analogen Merkzettel noch an die zehn Orte und Stationen unseres gemeinsamen Arbeitstages erinnern, um uns anhand dieser »Routenliste« die jeweiligen Pausenkicks zu merken?

Wissen Sie noch, dass unser Arbeitsspeicher, unser Kurzzeitgedächtnis in der Regel sieben bis neun »Dinge« behalten kann? Nun unterziehen Sie Ihr Gehirn dem unausweichlichen Realitätscheck und werden merken, dass Sie mehr als neun Dinge behalten konnten und können! Glückwunsch!

Lassen Sie uns im Aufgalopp noch einmal gemeinsam durch den Tag reiten und uns an die Orte und Übungen erinnern!

1. Der Tag beginnt jeden Morgen im (eigenen) BETT mit neuer ENERGIE, die Sie mittels yogischer Atemübungen, Recken-Strecken, Überkreuzbewegungen mit Achten malen und Affentrommel aktivieren.
2. Dann sind wir MOBIL und mit maximaler FLEXIBILITÄT auf dem ARBEITSWEG. Wir halten uns mit »Achtsamkeit im Moment«, aktivieren unsere Zwerchfell- und Stützmuskulatur, dehnen unsere Muskeln bei roten Ampelphasen und stärken ganz unbemerkt unsere Beckenbodenmuskulatur.
3. Nun sind Sie endlich angekommen: an Ihrem SCHREIBTISCH. Sie starten mit STRUKTUR und klarem Geist in den Tag – dank Eisenhower-Matrix priorisieren Sie Ihre Aufgaben. Ihrer (Aus-)Sprache geben Sie dank Arti-

kulationsübungen und Zungenbrechern eine klare Form, Ihre Wirbelsäule findet via aufrichtender Bewegungen auf dem Bürostuhl und Beckenwippe zurück in ihre ursprüngliche Struktur.

4. Schon weiten wir den Blick und nehmen den gesamten Raum wahr, das GROSSRAUMBÜRO. Gemeinsam feilen wir an unserer KONZENTRATION. Schließlich wollen wir auch bei hohem Grundrauschen fokussiert bleiben. Dabei unterstützen uns die altbewährte Pomodoro-Technik, Stimmklang- und Resonanzübungen und die Wirkung des Augenpalmierens.

5. Der fünfte Ort unseres Tages ist der lange BÜROFLUR – hier begegnen uns mitunter auch mal abteilungsferne Kollegen, an deren Namen wir uns dank geschulter MERKFÄHIGKEIT erinnern. Der Flur dient außerdem dem Yoga-Walk oder einer flotten Venenpumpe im Aufzug. Mithilfe der paraverbalen Elemente beim Sprechen bleiben auch Sie lange und gut bei anderen im Gedächtnis.

6. Weiter geht's – wir sind im KONFERENZRAUM angekommen, jetzt dreht sich alles um die KOMMUNIKATION. Nutzen wir ein paar ruhige Momente mit Atemübungen und Pferdeschnauben, mit dem Krieger und der Kunst des Aushängens sowie kognitiver Visualisierung für unsere Zielerreichung, um entspannt und souverän ins Meeting, auf die Rednerbühne oder in die Präsentation zu starten.

7. Endlich die MITTAGSPAUSE – ab in die KANTINE! Und für Wege aus dem Mittagstief hängen Sie einfach noch einen flotten Verdauungsspaziergang, den Drehsitz, die Feueratmung und etwas mentale Zerstreuung und ERHOLUNG als »Nachtisch 2.0« hinten dran.

8. Wenige Stunden später sind wir schon in der TEEKÜCHE gelandet und wollen die zweite Tageshälfte mit nicht enden wollender KREATIVITÄT gestalten! Sie finden neue Lösungen für kognitive Herausforderungen dank diverser Kreativtechniken, dank des yogischen Baums und einer sanften bis lautstarken Bürojodel-Einheit.

9. Und wenn nun ein echter XXL-Tag ansteht und unsere AUSDAUER gefragt ist, dann machen Sie jetzt ganz bewusst eine Arbeitsunterbrechung.

Im PAUSENRAUM spielen wir Kicker, naschen gesunde Pausensnacks, tanken auf mit der Krähe und lockern unsere möglicherweise verspannte Kiefermuskulatur.

10. Glückwunsch – Sie haben nicht nur Ihren Arbeitstag gemeistert und sind auf dem Absprung in den FEIERABEND, sondern haben hier und jetzt auch den Loci-Faktencheck erfolgreich beendet! Mit FREUDE und SPASS grooven Sie in den Abend, machen sich mit dem Sonnengruß im Sitzen nochmal frisch, lauschen genussvoll Ihrer Lieblingsmusik oder gönnen sich gar eine Sing-Session?

Daher ganz egal, ob Arbeitstagende oder »Buch vorbei«, gönnen Sie sich etwas SCHÖNES, BELOHNEN Sie sich – Sie haben es sich verdient. Und denken Sie daran: Ein anderer wird es vermutlich nicht tun. SIE sind für SICH verantwortlich und für Ihren einzigartigen Körper, Ihre Stimme mit all Ihren Tönen und Ihren kreativen Kopf.

Und da Sie jetzt dieses Buch durchgearbeitet haben, idealerweise mit ein wenig Spaß und Freude – genauso wie Sie hoffentlich während des Arbeitstages Spaß erlebt haben (in beiden Fällen merkt man gar nicht, dass man arbeitet) –, schenken wir Ihnen zum krönenden Abschluss als Pausenkick-Belohnung noch eine echte »Taschen«-Merkmethode für Zahlenvergesser respektive »Pincode«-Verlierer.

Schließlich haben Sie auf den vergangenen Seiten derart Ihre Kreativität geschult und wissen, dass Ihr Gehirn einfach keine Zahlen mag, sondern »merkwürdige Bilder« liebt. Gesperrte Handys dank falscher Super-PUK-Eingabe, hochrote Köpfe an Supermarktkassen wegen dreimalig verkehrter EC-Karten-Pincodes oder vergessene Hotelsafe-Kombinationen gehören von nun an der Vergangenheit an.

Voilá: Wir ersetzen einfach die zu merkende Ziffer in den Anfangsbuchstaben der Zahl (bitte Obacht, bei 6 und 7 beziehungsweise 9 und 0 müssen Sie bitte die erste Silbe verwenden, um sie nicht zu verwechseln) und bilden einen merkwürdigen Satz!

Aus dem EC-Karten-Pincode 2538 wird dann beispielsweise der merkwürdige – und bildgewaltige – Satz: **Z**ebras **f**angen **d**ösende **A**ffen. Und wenn Sie sich vorstellen, wie sich diese Zebras im Galopp auf die selig halbschlafenden Affen stürzen, dürfte zukünftig bei jedweden elektronischen Zahlvorgängen nichts mehr schiefgehen.

Oder Sie vergeben beim nächsten Urlaub einen sicheren Hotelsafe-Code, indem Sie tippen »Ein Zwerg frisst Seife«, um Ihr Handy und sonstige Wertsachen sicher zu verstauen. Die Safe-Ziffern wären in diesem Falle 1 (**Ein**) 2 (**Z**werg) 5 (**f**risst) 6 (**Se**ife). Und stellen Sie sich auch hierbei wieder vor Ihrem geistigen Auge vor, wie dieser Seife fressende Zwerg in Ihrem Safe hockt und auf Handy und Papiere aufpasst.

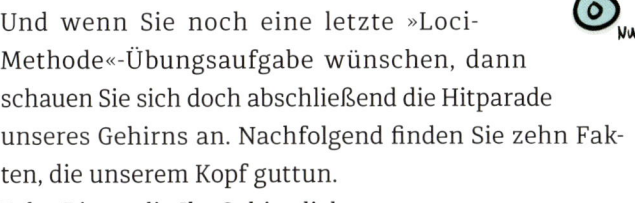

Und wenn Sie noch eine letzte »Loci-Methode«-Übungsaufgabe wünschen, dann schauen Sie sich doch abschließend die Hitparade unseres Gehirns an. Nachfolgend finden Sie zehn Fakten, die unserem Kopf guttun.

Zehn Dinge, die Ihr Gehirn liebt:

1. Schlaf,
2. Bewegung,
3. Frische Luft,
4. Entspannung,
5. Neues ausprobieren,
6. Monotasking,
7. Glukose,
8. Routinen durchbrechen,
9. Wasser,
10. Frischekicks für Körper, Kopf und Stimme!

Probieren Sie doch spaßeshalber mal, in Eigenregie diese zehn Punkte in Loci-Manier abzulegen und abzurufen.

Viel Spaß mit unseren Pausenkicks für Körper, Kopf und Stimme!

Bleiben Sie gesund!

Ihre Pausenkicker
Katrin, Sina und Lena

Wenn Sie uns mal live in »Action« erleben wollen, finden Sie alles rund um unser deutschlandweites GesundheitsEntertainment hier: www.pausenkicker.de.

VIELEN DANK

Wir drei sind dankbar, dass Sie sich die Zeit genommen haben, sich etwas Gutes für Körper, Kopf und Stimme zu tun.

Und wir sind ebenso dankbar, stolz und auch ein bisschen erleichtert, unser erstes Buch vom jüngsten Geistesblitz und »fixer Idee« in die Buchhandelsregale gebracht zu haben. Hierbei ein herzliches Dankeschön für unsere wunderbare Lektorin Danja Hetjens!

Dankbarkeit und Wertschätzung sind für uns zwei wichtige Werte und Haltungen, um gesund und ausgeglichen durchs (Arbeits-)Leben zu schreiten. Dankbar für unsere vielen Firmen- und Kooperationspartner, die von Anfang an offen für unsere Trainings, Workshops, Aktiv-Vorträge und Konzepte abseits der üblichen Gesundheitsförderung und Event-Maßnahmen waren. Dankbar für unsere Gesundheit und unseren Wohlstand, einen unserer »Träume« mit der Pausenkicker-Unternehmung leben zu können und zu dürfen.

Und hier verschwindet schon das Pathos: Auch für uns werden Abgabefristen, Verhandlungen, Konzepte oder einfach nur die Buchhaltung zwischenzeitlich mal zum Albtraum, das gehört dazu!

Keine Buchveröffentlichung ohne tolle Partner. Danke an:
unseren Fotografen http://lukasfaust.de/ für die tollen Bilder,
unseren Illustrator http://timozett.de/ für seine genialen Zeichnungen
und Jan Rose für die Nutzung seiner inspirierenden Location
http://andersarbeiten.com/.

Und sollten SIE auch noch so ganz andere berufliche Wunschträume mit und in sich herumtragen: Was wir können, können Sie auch! Wir haben uns einfach an Goethe orientiert: »Erfolg hat drei Buchstaben: Tun.«

DIE AUTORINNEN

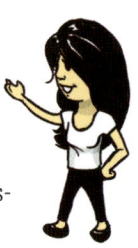

Lena Wittneben ist Gedächtnistrainerin und Systemischer Coach. Ihre Leidenschaft sind Wortfindungs-, Assoziationen-, Denkflexibilitätsaufgaben und Kreativitätstechniken.

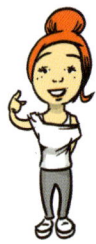

Katrin Wulff ist Sängerin, Stimm- und Gesangstrainerin sowie Songwriter mit 15-jähriger Bühnenerfahrung und kennt die Tricks für eine tragfähige Stimme.

Sina Morcinek ist Schauspielerin und Yogatrainerin. Da sie sich schon als Kind aufgrund eines Rückenleidens intensiv mit ihrem Körper beschäftigen musste, weiß sie genau, wie wichtig Bewegung ist.

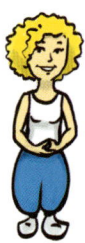

Alle drei zusammen sind sie die Pausenkicker aus Hamburg.